**Fundamentos para o
cuidar em enfermagem**

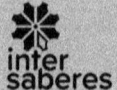

Fundamentos para o cuidar em enfermagem

Sandra Maria Schefer Cardoso

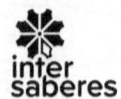

Rua Clara Vendramin, 58 . Mossunguê . CEP 81200-170
Curitiba . PR . Brasil . Fone: (41) 2106-4170
www.intersaberes.com . editora@intersaberes.com

Conselho editorial
Dr. Alexandre Coutinho Pagliarini
Drª. Elena Godoy
Dr. Neri dos Santos
Mª. Maria Lúcia Prado Sabatella

Editora-chefe
Lindsay Azambuja

Gerente editorial
Ariadne Nunes Wenger

Assistente editorial
Daniela Viroli Pereira Pinto

Preparação de originais
Fabrícia E. de Souza

Edição de texto
Caroline Rabelo Gomes
Palavra do Editor

Capa
Charles L. da Silva (*design*)
David Gyung/Shutterstock (imagem)

Projeto gráfico
Charles L. da Silva (*design*)
scoutori/Shutterstock (imagem)

Diagramação e *designer* responsável
Luana Machado Amaro

Iconografia
Regina Claudia Cruz Prestes
Sandra Lopis da Silveira

Dados Internacionais de Catalogação na Publicação (CIP)
(Câmara Brasileira do Livro, SP, Brasil)

Cardoso, Sandra Maria Schefer
  Fundamentos para o cuidar em enfermagem / Sandra Maria Schefer Cardoso. -- Curitiba, PR : InterSaberes, 2023.

  Bibliografia.
  ISBN 978-85-227-0775-1

  1. Enfermagem 2. Enfermagem - Prática I. Título.

23-170402
CDD-610.73
NLM-WY 100

Índices para catálogo sistemático:
1. Cuidados : Enfermagem : Ciências médica 610.73

Cibele Maria Dias - Bibliotecária - CRB-8/9427

1ª edição, 2023.
Foi feito o depósito legal.

Informamos que é de inteira responsabilidade da autora a emissão de conceitos.

Nenhuma parte desta publicação poderá ser reproduzida por qualquer meio ou forma sem a prévia autorização da Editora InterSaberes.

A violação dos direitos autorais é crime estabelecido na Lei n. 9.610/1998 e punido pelo art. 184 do Código Penal.

Sumário

9   *Apresentação*
11 *Como aproveitar ao máximo este livro*

Capítulo 1
13 **Assistência de enfermagem integral e humanizada nos diferentes ciclos da vida humana**
15 1.1 Integralidade da assistência
16 1.2 Legislação que ampara o trabalho de enfermagem
17 1.3 Pensamento crítico na enfermagem
20 1.4 Processo de enfermagem
21 1.5 Registros em enfermagem
22 1.6 Humanização da assistência

Capítulo 2
27 **Habilidades práticas na enfermagem alicerçadas pela educação e pelos direitos humanos**
29 2.1 Educação em saúde
32 2.2 Promoção da saúde
34 2.3 Direitos humanos na enfermagem
37 2.4 Formação profissional do enfermeiro
40 2.5 Educação permanente

Capítulo 3
45 Cuidados com pacientes com alterações respiratórias
47 3.1 Oxigenoterapia

Capítulo 4
69 Cuidados de enfermagem nas alterações gastrointestinais
71 4.1 Cateterismo nasogástrico
75 4.2 Verificação de glicemia capilar
77 4.3 Cateterismo nasoenteral
79 4.4 Estomias
82 4.5 Lavagem ou preparo intestinal

Capítulo 5
89 Cuidados de enfermagem nas alterações urinárias
91 5.1 Cateterismo vesical
97 5.2 Irrigação por sonda vesical de demora
99 5.3 Instalação de uropen
101 5.4 Cuidados com urostomia (estoma urinário)
103 5.5 Controle de diurese

Capítulo 6
109 Cuidados de enfermagem com a pele e pacientes portadores de feridas
111 6.1 Cuidados com a pele do paciente
112 6.2 Prevenção de câncer de pele
113 6.3 Feridas na pele
116 6.4 Curativos em geral
120 6.5 Cuidados com drenos
124 6.6 Prevenção e cuidados com lesão por pressão (LPP)

135 *Considerações finais*
137 *Referências*
153 *Respostas*
157 *Anexo*
163 *Sobre a autora*

Apresentação

A enfermagem dispõe de um componente próprio de conhecimentos científicos e técnicos, construídos e reproduzidos por um conjunto de práticas sociais, éticas e políticas que se processam pelo ensino, pela pesquisa e pela assistência. Compreende a prestação de serviços à pessoa, à família e à coletividade na situação em que se encontram e em diversas circunstâncias da vida.

A ciência enfermagem integra saberes teóricos, sendo o conhecimento científico a base da prática de cuidado.

Neste livro, serão abordados alguns conteúdos de grande importância para o profissional de enfermagem crítico e reflexivo. Assim, serão reunidos aqui conceitos e técnicas relacionados às atividades assistenciais, em um formato visualmente atraente e fácil de utilizar.

No primeiro capítulo, será enfocada a assistência de enfermagem integral e humanizada nos diferentes ciclos da vida humana, considerando-se a integralidade da assistência.

No segundo capítulo, serão apresentados aspectos importantes da formação do enfermeiro, a fim de demonstrar a relevância da educação na profissionalização da enfermagem.

O terceiro capítulo, por sua vez, abrangerá os cuidados e os procedimentos realizados pela enfermagem para combater problemas respiratórios, como oxigenoterapia, nebulização, umidificação e aspiração de vias aéreas.

No quarto capítulo, serão examinados alguns procedimentos e técnicas presentes nos cuidados de enfermagem para situações de distúrbios gastrointestinais.

O quinto capítulo tratará das técnicas e dos procedimentos indicados para alterações urinárias, com o roteiro para cada técnica, como cateterismo vesical, urostomia e controle de diurese.

Por fim, no sexto capítulo, serão abordados os cuidados com a pele e a importância da assistência aos pacientes portadores de feridas.

Boa leitura!

Como aproveitar ao máximo este livro

Este livro traz alguns recursos que visam enriquecer seu aprendizado, facilitar a compreensão dos conteúdos e tornar a leitura mais dinâmica. São ferramentas projetadas de acordo com a natureza dos temas que vamos examinar. Veja a seguir como esses recursos se encontram distribuídos no decorrer desta obra.

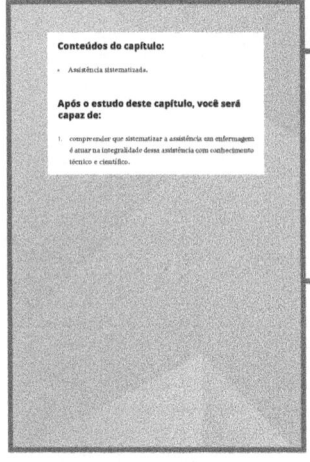

Conteúdos do capítulo:

Logo na abertura do capítulo, você fica conhecendo os conteúdos que nele serão abordados.

Após o estudo deste capítulo, você será capaz de:

Você também é informado a respeito das competências que irá desenvolver e dos conhecimentos que irá adquirir com o estudo do capítulo.

Síntese

Você dispõe, ao final do capítulo, de uma síntese que traz os principais conceitos nele abordados.

Questões para revisão

Ao realizar estas atividades, você poderá rever os principais conceitos analisados. Ao final do livro, disponibilizamos as respostas às questões para a verificação de sua aprendizagem.

Questões para reflexão

Você pode consultar as obras indicadas nesta seção para aprofundar sua aprendizagem.

Capítulo 1
Assistência de enfermagem integral e humanizada nos diferentes ciclos da vida humana

Conteúdos do capítulo:

- Assistência sistematizada.

Após o estudo deste capítulo, você será capaz de:

1. compreender que sistematizar a assistência em enfermagem é atuar na integralidade dessa assistência com conhecimento técnico e científico.

Sistematizar a assistência em enfermagem é promover uma organização das práticas de cuidar empreendidas por trabalhadores e trabalhadoras de enfermagem no contexto da equipe multidisciplinar de saúde. Essa assistência integra práticas centradas na pessoa, na família e na coletividade, pautadas nos princípios da ética e das políticas de saúde, especialmente no que tange aos princípios filosóficos do Sistema Único de Saúde (SUS): universalidade, equidade e integralidade (Santos et al., 2015; Coren-MT,2020).

A enfermagem compreende um componente próprio de conhecimentos científicos e técnicos, construído e reproduzido por um conjunto de práticas sociais, éticas e políticas que se processa pelo ensino, pesquisa e assistência. Realiza-se na prestação de serviços à pessoa, família e coletividade, no seu contexto e circunstâncias de vida. (Cofen, 2007)

1.1 Integralidade da assistência

Considerando-se a importância de um tratamento de qualidade para a população, a assistência sistematizada de enfermagem ao paciente deve ser realizada pelo enfermeiro, que tem conhecimento técnico e científico da atenção primária à saúde (Khatcherian et al., 2018).

A integralidade, como princípio doutrinário, constitucional e fundamental do SUS, constitui-se em um processo de construção, implantação e consolidação de um modelo assistencial que tem bases e diretrizes estruturadas na promoção, na prevenção, no tratamento e na reabilitação da saúde. O objetivo a ser alcançado é a produção de saúde como um valor social e de cidadania. Assim, a integralidade compõe o elemento central para a configuração de um modelo de saúde a incorporar, de forma efetiva, as diretrizes básicas do SUS, ou seja, a descentralização das ações, a integralidade da assistência, a promoção da equidade e a participação social (DRG Brasil, 2022; Brasil, 2014).

A prática de enfermagem, no contexto das práticas em saúde, enfrenta o desafio cotidiano de produzir uma nova lógica para a organização do trabalho, configurando um agir pautado na integralidade e, portanto, redefinindo fazeres e saberes que incorporem a subjetividade e a singularidade à produção em saúde (Backes et al., 2012). A integralidade na formação dos profissionais/enfermeiros é premissa para a reorganização das práticas, uma vez que determina e orienta a aquisição de competências e habilidades para a prática profissional (Penha et al., 2022; Medeiros et al., 2016).

1.2 Legislação que ampara o trabalho de enfermagem

A Sistematização da Assistência de Enfermagem (SAE) organiza o trabalho profissional e está amparada pelas seguintes leis:

- Lei n. 7.498, de 25 de junho de 1986, e Decreto n. 94.406, de 8 de junho de 1987, que tratam do exercício profissional da enfermagem;
- Resolução Cofen n. 311, de 8 de fevereiro de 2007, que aprova o Código de Ética dos Profissionais de Enfermagem;
- Resolução Cofen n. 358, de 15 de outubro de 2009, que aborda a SAE e a implementação do processo de enfermagem;
- Decisão Coren-BA n. 1/2010, que dispõe sobre a SAE e a implementação do processo de enfermagem no Estado da Bahia;

- Portaria n. 1.970, de 25 de outubro de 2001, que estabelece o Programa Brasileiro de Acreditação Hospitalar;
- Portaria Sesab n. 1.709, de 15 de dezembro de 2014, que trata da implantação de práticas que garantam a segurança do paciente e da SAE nos estabelecimentos de saúde da rede da Secretaria da Saúde do Estado da Bahia (Sesab).

1.3 Pensamento crítico na enfermagem

Pensamento é toda e qualquer atividade mental com ou sem objetivos específicos, que se desenvolve com base na experiência com o mundo exterior. As sensações e a percepção são reconhecidas como as principais unidades para a construção dos conhecimentos acerca desse mundo (Bernardes, 2011; Riegel et al., 2021).

A integralidade nas ações do cuidado traz implicações e desafios para os modos de gerir os processos de trabalho em saúde, bem como para a ampliação de ações voltadas às múltiplas dimensões do ser humano (Lima et al., 2013). Essas ações precisam ser percebidas e entendidas por meio das inter-relações dos componentes que integram a realidade, o que possibilita aos profissionais de saúde uma compreensão ampliada do processo saúde-doença-cuidado e da necessidade de intervenções, por considerar o contexto no qual o evento acontece (Zamberlan et al., 2013; Mauricio et. al., 2022).

O pensamento crítico se apresenta como aptidão essencial para o uso do método científico, que, para a enfermagem, representa a utilização do processo em sua prática assistencial (Alfaro-Lefevre, 2010; Marques et al., 2022).

Logo, o pensamento crítico em enfermagem pode ser definido como o processo de julgamento intencional e reflexivo sobre problemas de enfermagem, em que o foco é a tomada de decisões clínicas, a fim de prestar cuidados seguros e eficazes (Watson; Glaser, 1991; Mauricio et. al., 2022).

O pensamento crítico é um instrumento de tecnologia leve, o qual subsidia a prática do enfermeiro. Para o seu desenvolvimento, o enfermeiro necessita aperfeiçoar conhecimentos teóricos sobre a enfermagem clínica. Precisa, ainda, desenvolver competências por meio do exercício diário da prática clínica, além de habilidades cognitivas e perceptivas para comunicar-se com a clientela (pessoa, família ou coletividade), bem como saber coletar dados por meio da entrevista e do exame físico, com o intuito de dar subsídio ao diagnóstico e à prescrição das ações ou intervenções de enfermagem (Alfaro-Lefevre, 2010; Mauricio et. al., 2022).

O raciocínio lógico possibilita relacionar evidências de forma coerente na determinação de inferências como hipóteses diagnósticas (Bittencourt; Crossetti, 2013; Riegel et al., 2021).

Nesse sentido, estudos têm demonstrado relação entre habilidades do pensamento crítico com julgamentos clínicos complexos e tomada de decisão no processo de aprendizagem e no contexto da assistência à saúde (Carbogim et al., 2017; Ludin, 2018; Mauricio et. al., 2022).

Diante do exposto, os profissionais de saúde, com ênfase no enfermeiro, devem ser capazes de tomar decisões, visando à efetividade de suas ações por meio do custo-benefício entre a assistência segura e de qualidade e o dimensionamento de recursos físicos, materiais e financeiros (Luiz et al., 2020). Assim, o pensamento crítico é essencial para avaliar, sistematizar e decidir as condutas mais adequadas, baseadas em evidências científicas. Desse modo, além de promover uma assistência de qualidade e livre de danos, o enfermeiro possibilitará seu reconhecimento técnico e gerencial (Dutra et al., 2016).

Para realizar seu trabalho, o enfermeiro precisa pensar de maneira crítica e reflexiva. Isso o conduzirá à práxis, processo originado por meio da tomada de consciência do papel que deve desempenhar, juntamente com o paciente, no planejamento do cuidado (Marques et al., 2022). Dessa maneira, contribuirá para que mais facilmente identifique e reconheça as necessidades do ser humano e desenvolva ações integrais, éticas, humanizadas e valorosas (Santos et al., 2015).

Para pensar criticamente, é necessário que o enfermeiro desenvolva atitudes e características de pensador crítico, o que inclui, por exemplo: autodisciplina, responsabilidade, prudência, curiosidade, discernimento, intuição, criatividade, praticidade, empatia, flexibilidade, persistência, coragem, paciência, reflexividade, proatividade, entre outras. Além disso, deve desenvolver competências e habilidades interpessoais e técnicas, as quais também são necessárias para a realização de pesquisas na área (Dias; David; Vargens, 2016; Mauricio et. al., 2022).

Nessa perspectiva, acredita-se que o despertar para a importância do pensamento crítico deva ocorrer desde o início da formação do enfermeiro, a fim de que, na fase de graduando, o futuro profissional possa adotar atitudes mais críticas, criativas e transformadoras. Para tanto, os docentes devem conhecer e utilizar estratégias que conduzam os discentes a adquirir as habilidades necessárias para se pensar criticamente, de modo a expandir seus processos de cognição e o saber expressivo da enfermagem como profissão e a apresentar uma cabeça completamente **feita** (em vez de uma cabeça completamente **cheia**) para não apenas organizar, mas (re)construir o conhecimento (Crossetti et al., 2009; Morin, 2014; Riegel et al., 2021).

1.4 Processo de enfermagem

Conforme o Conselho Federal de Enfermagem (Cofen, 2009), o processo de enfermagem é definido como um instrumento metodológico que orienta o cuidado profissional de enfermagem e a documentação da prática profissional.

Os processos de enfermagem têm como propósito estabelecer uma linha de raciocínio entre a análise da situação atual do paciente e as intervenções que devem ser executadas para a melhoria do prognóstico (Santos et al., 2015; Rocha et al., 2022).

Assim, no quadro a seguir, apresentamos uma breve descrição de como os profissionais de enfermagem podem desenvolver cada etapa do processo subsidiados pela Resolução Cofen n. 358/2009.

Quadro 1.1 – Processo de enfermagem

Etapa do processo de enfermagem	Descrição
Histórico	Entrevista e exame físico (inspeção, palpação, percussão, ausculta, sinais vitais).
Diagnóstico	Análise dos dados coletados no histórico de enfermagem para fazer julgamento clínico e estabelecer o enunciado diagnóstico que vai subsidiar o planejamento.
Planejamento	Escolha da intervenção conforme as possibilidades mais adequadas para cada caso, por meio de protocolos, rotinas ou padrões de orientação. Reconhecimento dos resultados esperados após a ação de enfermagem, o que influenciará a avaliação do cliente. Identificação dos possíveis efeitos advindos da ação.

(continua)

(Quadro 1.1 – conclusão)

Etapa do processo de enfermagem	Descrição
Implementação	Execução das intervenções/ações de enfermagem. Registro das intervenções/ações e das respostas da clientela (pessoa, família ou coletividade) no prontuário.
Avaliação	Investigação abrangente da clientela (pessoa, família ou coletividade) para verificar se os resultados esperados foram alcançados ou se surgiram novos problemas; decidir se é necessário modificar, manter ou encerrar o plano de cuidados; realizar uma investigação contínua até a alta da clientela (pessoa, família ou coletividade), sempre revisando os enunciados de diagnósticos e intervenções.

1.5 Registros em enfermagem

A prática de enfermagem, inserida no contexto das práticas em saúde, enfrenta o desafio cotidiano de produzir uma nova lógica para a organização do trabalho, configurando um agir pautado na integralidade e, assim, redefinindo fazeres e saberes que incorporem a subjetividade e a singularidade à produção em saúde (Medeiros et al., 2016; Coren-SP, 2022).

Segundo o Conselho Regional de Enfermagem do Espírito Santo (Coren-ES, 2011), comunicação é troca de informação, e na área de saúde essa ferramenta torna-se um instrumento facilitador da assistência, garantindo ao paciente a continuidade de seu cuidado. Nessa questão, o registro de enfermagem, que contempla informações subjetivas e objetivas do paciente, constitui-se em um dos mais importantes indicadores da qualidade prestada. Informação não registrada é informação perdida.

Os registros dos profissionais de enfermagem são fontes de informações relevantes e imprescindíveis para o acompanhamento dos níveis de qualidade e segurança da assistência. Logo, esses profissionais devem primar pela qualidade de registros/documentação, adotando uma metodologia que sustente a fidedignidade da coleta dos dados para que, dessa forma, seja estabelecida a qualidade ou não dos indicadores avaliados (Santos et al., 2015).

Os registros no prontuário do cliente (pessoa, família ou coletividade) devem ser estruturados na forma de um resumo mínimo de dados, fazendo uso das terminologias de enfermagem, de modo a contribuir com a construção de indicadores de qualidade para uma maior segurança dos cuidados realizados (Santos et. al, 2015; Rocha et al., 2022).

1.6 Humanização da assistência

O conceito de humanização das práticas e da atenção à saúde está na pauta de discussões mundo afora há várias décadas. Nos últimos anos, vem ganhando destaque na literatura científica nacional, principalmente nas publicações ligadas à saúde coletiva (Goulart; Chiari, 2010; Betancur et al., 2022).

Humanizar os cuidados envolve respeitar a individualidade do **ser humano** e construir "um espaço concreto nas instituições de saúde, que legitime o humano das pessoas envolvidas" (Pessini, 2004, citado por Barbosa; Silva, 2007, p. 547). Assim, para cuidar de forma humanizada, o profissional da saúde, principalmente o enfermeiro, que presta cuidados mais próximos ao paciente, deve ser capaz de entender a si mesmo e ao outro, ampliando esse conhecimento na forma de ação e tomando consciência dos valores e princípios que a norteiam (DRG Brasil, 2022). Nesse contexto, respeitar o paciente é componente primordial no tocante a cuidados humanizados (Pessini, 2004; Barbosa; Silva, 2007).

De acordo com Salomé, Martins e Espósito (2009), a enfermagem é a atividade de cuidar e também uma ciência com essência e especificidade representadas pelo cuidado ao ser humano de modo integral e holístico, desenvolvendo de forma autônoma ou em equipe atividades de promoção e proteção da saúde e de prevenção e recuperação de doenças (Betancur et al., 2022).

Síntese

Neste primeiro capítulo, abordamos alguns aspectos conceituais, legais e éticos da assistência prestada na enfermagem. Enfatizamos os conceitos de competência profissional e apontamos o núcleo da prática do enfermeiro.

Competência profissional é a capacidade de mobilizar, articular e colocar em ação valores, conhecimentos e habilidades necessários para o desempenho eficiente e eficaz de atividades requeridas pela natureza do trabalho.

Os conhecimentos, as habilidades e as atitudes específicas da enfermagem são subsidiários das ações do enfermeiro e constituem o núcleo essencial de sua prática, cabendo-lhe a coordenação do processo de cuidar em enfermagem nos diferentes âmbitos de atuação profissional (Santos et al., 2015).

Questões para revisão

1. Sistematizar a assistência em enfermagem é promover uma organização das práticas de cuidar empreendidas por trabalhadores e trabalhadoras de enfermagem na equipe multidisciplinar de saúde. Essa assistência integra práticas centradas na pessoa, na família e na coletividade, pautadas nos princípios da ética e das políticas de saúde.

A esse respeito, marque a alternativa correta sobre os princípios do Sistema Único de Saúde (SUS) para as políticas de saúde:

a) Organização e doutrina.
b) Doutrina, ética e funcionalidade.
c) Organização, controle social e hierarquia.
d) Universalidade, equidade e integralidade.
e) Controle social e ética.

2. Considerando a importância de um tratamento de qualidade para a população, a assistência sistematizada de enfermagem ao paciente deve ser realizada pelo enfermeiro, que tem conhecimento técnico e científico da atenção primária à saúde.

Quanto à integralidade como princípio do SUS, analise as seguintes assertivas:

I) Constitui-se em um processo de construção, implantação e consolidação de um modelo assistencial com bases e diretrizes estruturadas na promoção, na prevenção, no tratamento e na reabilitação da saúde.

II) Constitui-se em um processo de construção, implantação e consolidação de um modelo assistencial com bases e diretrizes estruturadas no tratamento e na reabilitação da saúde.

III) Constitui-se em um processo de construção, implantação e consolidação de um modelo assistencial com bases e diretrizes estruturadas na participação social, no planejamento e no tratamento da saúde.

Agora, marque a alternativa que indica as assertivas corretas:

a) I.
b) II.
c) III.
d) I, II e III.
e) I e III.

3. A Sistematização da Assistência de Enfermagem (SAE) organiza o trabalho profissional e está amparada na legislação. A Resolução n. 358/2009 dispõe sobre o tema. O que a resolução citada sugere?

4. O processo de trabalho de enfermagem, em sua prática assistencial, envolve aptidões essenciais. A esse respeito, marque a alternativa correta:
   a) A experiência prática se apresenta como aptidão essencial para o método científico, que, para a enfermagem, tem muita importância na prática profissional.
   b) O pensamento crítico se apresenta como aptidão essencial para o método científico, que, para a enfermagem, tem muita importância na prática profissional.
   c) O pensamento aleatório se apresenta como aptidão essencial para o método científico, que, para a enfermagem, tem muita importância na prática profissional.
   d) Todas as alternativas estão corretas.
   e) Nenhuma alternativa está correta.

5. O processo de enfermagem tem como propósito estabelecer uma linha de raciocínio entre a análise da situação atual do paciente e as intervenções que devem ser executadas para a melhoria do prognóstico. Cite as cinco etapas do processo de enfermagem.

Questões para reflexão

1. A integralidade, como princípio doutrinário, constitucional e fundamental do Sistema Único de Saúde (SUS), constitui-se em um processo de construção, implantação e consolidação de um modelo assistencial fundamentado na promoção, na prevenção, no tratamento e na reabilitação da saúde. O objetivo a ser alcançado é a produção de saúde como um valor social e de cidadania. Disserte sobre a prática da enfermagem segundo o princípio da integralidade.

2. Reflita e comente sobre o pensamento crítico em enfermagem.

Capítulo 2
Habilidades práticas na enfermagem alicerçadas pela educação e pelos direitos humanos

Conteúdos do capítulo:

- Alicerces da enfermagem.

Após o estudo deste capítulo, você será capaz de:

1. entender a importância da educação na profissionalização da enfermagem e da atualização da práxis do ser enfermeiro, o que reforça a relevância da atualização contínua.

Neste capítulo, abordaremos aspectos importantes da formação do enfermeiro, a fim de demonstrar a importância da educação na profissionalização da enfermagem e da atualização da práxis do ser enfermeiro, reforçando a relevância da atualização contínua desse profissional.

2.1 Educação em saúde

O Ministério da Saúde define *educação em saúde* como um processo educativo de construção de conhecimentos em saúde com vistas à apropriação pela população. Trata-se de um "conjunto de práticas que contribui para aumentar a autonomia das pessoas no seu cuidado e no debate com os profissionais e os gestores a fim de alcançar uma atenção de saúde de acordo com suas necessidades" (Brasil, 2009a).

Abordar o tema da saúde em uma perspectiva contemporânea envolve desprender-se do conceito reducionista segundo o qual a saúde é, simplesmente, a ausência de doença. A educação em saúde implica um movimento maior, de promoção da saúde. Por força hegemônica do modelo biomédico, para a maioria da população, saúde é não estar doente, embora essa definição seja muito limitada, pois nem sempre a ausência de sinais e sintomas indica que o indivíduo se encontra em uma condição saudável. Muitas pessoas se consideram normais, mesmo que portadoras de determinada doença (Batistella, 2007; Costa et al., 2020).

Refletir sobre a educação em saúde pode contribuir para ressignificar seu sentido na prática docente. Ao longo da história da saúde coletiva, diferentes paradigmas de educação em saúde foram construídos, alicerçados por variadas estratégias, muitas delas positivistas e autoritárias, do tipo "um ensina e o outro aprende".

É com base nessa acepção que surgiu a motivação para problematizar a educação em saúde na prática docente na contemporaneidade. É válido sublinhar que a configuração social do Brasil exige que se transforme a educação em saúde em espaços de integração e participação, como um trabalho coletivo de empoderamento de estudantes e professores(as), alinhavado entre saberes científicos e populares, emergindo da fusão destes um terceiro saber que possa ser um multiplicador de ações promotoras de saúde (Fontana, 2018).

A educação em saúde pode se configurar como um sistema fundamentado na participação das pessoas, com vistas à transformação social, rompendo com o paradigma da concepção estática de educação como transferência de conhecimentos, habilidades e destrezas. Para afastar-se da visão prescritivista e autoritária da ciência, a ação pedagógica docente associada a esse tema nas escolas deve, pois, estabelecer uma relação de aprendizado partilhado, de mútua busca do saber. Não se trata de buscar comportamentos não saudáveis ou de risco, mas de identificar e compreender as razões das vulnerabilidades coletivas (Brasil, 2007a; Costa et al., 2020).

A educação em saúde realizada por professores(as) ou por profissionais de saúde deve ter o intuito de garantir a dignidade da pessoa por meio da promoção da saúde, representando "uma forma de objetivação dos direitos humanos fundamentais, visto que estes se manifestam na autodeterminação consciente e responsável da própria vida" (Shiratori et al., 2004, p. 618).

Deve, ainda, proporcionar às pessoas não só conhecimentos sobre novos hábitos e novas condutas de saúde para a prevenção de agravos, mas também sobre ações de autocuidado, de participação popular nos serviços de saúde e de formação crítica cidadã, com atitudes emancipadoras para a promoção da saúde.

Por isso, requer a escuta ativa e o diálogo aberto, construindo relações horizontais, facilitadoras, e não meramente o entendimento da informação. Assim, a educação em saúde deve incentivar as pessoas a resolver seus próprios problemas, encontrar as soluções e lidar com eles de forma eficaz, atentas à promoção da saúde e à prevenção de agravos nos grupos vulneráveis (Fontana; Brum, 2014; Costa et al., 2020).

A educação em saúde interdisciplinar somente é efetiva quando praticada por profissionais capacitados para planejar e integrar todas as áreas que agregam essa política pública. Para sua instituição, é necessário não só o planejamento estratégico com a identificação dos problemas a serem enfrentados, das características do público e dos meios de comunicação adequados, mas também o acompanhamento e a avaliação (Silva Sobrinho et al., 2017).

Uma das coisas mais importantes na ação educativa em saúde é o envolvimento de várias pessoas. A escola que interage com a comunidade tem mais chances de encontrar soluções para seus problemas. Às vezes, é difícil mudar a prática, porém é importante sensibilizar as pessoas, pois todos podem trazer contribuições.

O que motiva a participação – o ponto de partida – é a discussão coletiva dos problemas e das contradições existentes na realidade. Como cada problema necessita de um tipo de solução, para cada solução é preciso procurar os melhores caminhos, já que, além do compromisso individual, é essencial mobilizar as diversas organizações presentes na realidade (Machado, 2009; Costa et al., 2020).

2.2 Promoção da saúde

A promoção da saúde compreende a ação individual, a ação da comunidade e a ação e o compromisso dos governos na busca por uma vida mais saudável para todos e para cada um (Brasil, 2002; Borba et al., 2021).

A promoção em saúde é a intervenção sobre as condições de vida da população baseada não somente na prestação dos serviços clínico-assistenciais, mas na preconização das ações intersetoriais que envolvem a educação, o saneamento básico, a habitação, a renda, o trabalho, a alimentação, o meio ambiente, o acesso a bens e serviços essenciais, o lazer, entre outros determinantes socioambientais que incidem na produção da saúde da população (Alves; Aerts, 2011; Moll, 2019).

A idealização da promoção da saúde objetiva mais que a produção de novos conhecimentos e mudanças na estrutura da atenção à saúde, construindo críticas às práticas hegemônicas, e propõe uma mudança baseada na transformação da atenção à saúde, com projeções para a organização social em que se encontra cada família e indivíduo (Czeresnia; Freitas, 2009). Essas ações estão contempladas na Política Nacional de Promoção da Saúde, aprovada pela Portaria n. 687, de 30 de março de 2006 (Brasil, 2006a).

A promoção da saúde busca construir espaços saudáveis. As noções prevalentes de progresso vêm estimulando os ataques permanentes ao meio ambiente: rios, mares, terra, floresta, ar, mangues etc. Além disso, os ambientes de trabalho muitas vezes não estão adequados às condições mínimas de salubridade e convivência; nos ambientes escolares, há dificuldades de se conter a violência, persistindo o desrespeito com as diferenças e a pouca integração entre a escola e a comunidade (Brasil, 2006b; Moll, 2019).

A promoção e a prevenção das doenças crônicas não transmissíveis por meio da educação em saúde possibilitam mais qualidade de vida aos já portadores, assim como a redução dos doentes crônicos e das situações impostas pela condição de vida. Dessa forma, a educação em saúde, como um processo educativo para a construção do conhecimento em saúde, objetiva a emancipação do indivíduo por meio da autonomia (Brasil, 2006b). É uma ferramenta útil, porque possibilita que o próprio indivíduo alcance uma atenção em saúde clara e embasada nas próprias necessidades de cuidado (Borba et al., 2021).

Nessa perspectiva, é imprescindível que o enfermeiro tenha uma visão holística do ser humano, considerando as questões subjetivas e aquelas que refletem crenças, valores e cultura. Assim, o cuidado de enfermagem não pode basear-se apenas nos aspectos físicos, mas na valorização do sujeito e em sua visão de mundo (Mascarenhas; Melo; Fagundes, 2012; Moll, 2019).

Com essa reflexão, o enfermeiro pode fornecer um cuidado individualizado, focado nas necessidades reais de saúde e doença, bem como nas condições de aceitação, conhecimento e compreensão da promoção em saúde, o que resulta na melhora da qualidade de vida e na promoção do bem-estar de todos os envolvidos.

As ações de promoção à saúde buscam reorientar os serviços de saúde, visando à atenção integral para as pessoas em suas necessidades, a fim de construir a saúde em seu sentido mais amplo, e lutando contra as desigualdades na construção de cidadania (Brasil, 2010; Borba et al., 2021).

As intervenções necessárias para a promoção da saúde devem estar centradas em um trabalho coletivo que garanta, por meio das políticas públicas e sociais, a assistência humanizada e resolutiva, em que as famílias e a comunidade participam juntas com foco na objetivação das ações propostas.

Na perspectiva da promoção e prevenção em saúde, os cuidados procuram desenvolver a capacidade de indivíduos, famílias e comunidade para identificar as necessidades de saúde e participar na busca por soluções, tendo em vista as possibilidades a seu alcance (Brasil, 2006b; Moll, 2019).

Portanto, a estratégia de promoção da saúde é retomada como uma possibilidade de focar os aspectos que determinam o processo saúde-adoecimento no país, como violência, desemprego, subemprego, falta de saneamento básico, habitação inadequada e/ou ausente, dificuldade de acesso à educação, fome, urbanização desordenada, qualidade do ar e da água ameaçada e deteriorada, para potencializar as formas mais amplas de intervenção em saúde (Brasil, 2010).

Educação, saúde e trabalho são práticas sociais constituintes do modo de produção da existência humana e fenômenos transformadores das relações sociais (Pereira; Lima, 2008; Borba et al., 2021).

2.3 Direitos humanos na enfermagem

Os direitos humanos consistem nas demandas sociais que têm como objetivo contribuir para a redução do sofrimento humano. Eles se encontram previstos em normas internacionais, acolhidas por organismos internacionais, como a Organização das Nações Unidas (ONU) e a Organização dos Estados Americanos (OEA) (Freeman, 2007; Borges et al., 2021).

Os direitos humanos são inerentes a todas as pessoas, independentemente de nacionalidade, sexo, origem, cor, religião, língua, orientação sexual ou qualquer outra condição pessoal.

Todas as pessoas são titulares de direitos humanos sem qualquer discriminação. Esses direitos estão interligados, ou seja, são interdependentes e indivisíveis (Albuquerque, 2016).

A ideia de dignidade humana é vinculada aos deveres que existem com relação às outras pessoas, especificamente os deveres de respeitar, de não instrumentalizar e de não as tratar de forma desumana, degradante ou humilhante (Baertschi, 2014; Borges et al., 2021).

A dignidade humana é um valor central nos códigos de enfermagem, embora se reconheçam a imprecisão teórica e a dificuldade de aplicação nos cuidados em saúde (Albuquerque, 2016; Borba et al., 2021).

O conjunto de declarações, tratados e outros documentos internacionais de direitos humanos constituem o **direito internacional dos direitos humanos**, decorrido do movimento surgido após o fim da Segunda Guerra Mundial, com base na nova ordem internacional, assentada em conformidade com as concepções morais de que todas as pessoas são iguais e agentes autônomos. Logo, devem ser tratadas com igual respeito e consideração pelos Estados (Donnelly, 2003; Borges et al., 2021).

Os profissionais de saúde têm um papel socialmente diferenciado nos embates empreendidos em prol dos direitos humanos, notadamente se for levado em conta o fato de que, muitas vezes, são as primeiras testemunhas dos agravos sofridos pelas vítimas dos mais variados tipos de violências.

Particularmente no caso da enfermagem, os profissionais lidam com pessoas que se encontram em condições de vulnerabilidade acrescida em razão de sua enfermidade ou de agravos sofridos (Hannibal; Lawrence, 1996; Borba et al., 2021).

Em 1983, o Conselho Internacional de Enfermeiros adotou uma declaração de posição intitulada *A função da enfermagem na salvaguarda dos direitos humanos*, na qual assinalou que os profissionais de enfermagem têm obrigações individuais nesse campo, reconhecendo, contudo, a importância de que os posicionamentos coletivos sobre os direitos humanos sejam encampados por grupos e associações de enfermagem (Albuquerque, 2016).

Os profissionais de enfermagem lidam com questões de direitos humanos diariamente em seu ambiente de trabalho e em todos os aspectos de sua atuação profissional. Em algumas situações, podem ser pressionados para aplicar conhecimentos e habilidades em detrimento dos pacientes.

Assim, é necessário que haja um aumento da percepção da importância dos direitos humanos no cotidiano das atividades dos profissionais de enfermagem, no que diz respeito à forma como novas tecnologias, interesses mercadológicos e outros fatores podem violar direitos humanos dos pacientes (Albuquerque, 2016; Borges et al., 2021).

Além de sua atividade técnica imprescindível aos cuidados em saúde, esse profissional é um ator político na promoção dos direitos humanos dos pacientes e dos usuários dos serviços de saúde, notadamente pelos "seus conhecimentos técnicos, habilidades holísticas e a possibilidade de advogar pelos usuários dos serviços de saúde" (Ventura et al., 2012, p. 896).

A relação entre o profissional de enfermagem e o paciente é particular e especial, pois há um descortino da privacidade do paciente por meio do acesso a informações pessoais, do toque em seu corpo e do compartilhamento diário de emoções. Essa singularidade requer que os cuidados em saúde sejam baseados no respeito à dignidade inerente do paciente e aos seus direitos humanos (Albuquerque, 2016; Borges et al., 2021).

Ademais, os profissionais de enfermagem têm a incumbência de assegurar que os pacientes tenham acesso à informação adequada e no tempo certo, em conformidade com sua cultura (ICN, 2021).

À luz do referencial dos direitos humanos, são três os elementos prioritários para a ética na enfermagem:

1. cuidar do paciente e respeitar sua dignidade;
2. evitar causar dano;
3. comprometer-se a não discriminar, conferindo valor intrínseco a qualquer pessoa a despeito de suas características pessoais (Cofen, 2007).

Os pacientes estabelecem um elo de confiança com os profissionais de enfermagem. Para justificar essa confiabilidade, esses profissionais devem:

- cuidar do paciente como sua principal ocupação, tratando-os como pessoas únicas e respeitando sua dignidade;
- atuar em conjunto e em parceria com o paciente, outros profissionais e familiares, visando proteger e promover a saúde do paciente;
- prover práticas e cuidados de qualidade a todo o tempo, de acordo com o imperativo de respeito à vida do paciente;
- ser honesto e íntegro e agir com respeito à reputação profissional (Albuquerque, 2016; Borba et al., 2021).

2.4 Formação profissional do enfermeiro

A enfermagem dispõe de um componente próprio de conhecimentos científicos e técnicos, construído e reproduzido por um conjunto de práticas sociais, éticas e políticas que se processam pelo ensino, pela pesquisa e pela assistência. Realiza-se na prestação de serviços à pessoa, à família e à coletividade, em seu contexto e circunstâncias de vida (Cofen, 2007; Silva, 2021).

A formação profissional, além de promover mudanças no educando, no educador e na escola, repercute significativamente no mundo do trabalho (CNI, 2011; Lessmann, 2012; Frota et al., 2020).

A educação profissional se tornou um ponto de grande relevância para o contexto profissional e social, tendo em vista sua estreita relação com o cuidado com maior segurança, qualidade, eficácia e resolutividade em menor tempo e com o menor custo, bem como na promoção do cuidado humanizado e integral (Ito et al., 2006; Fernandes; Backes, 2010; Fontana, 2018).

Temas como a informatização e a sistematização do serviço de enfermagem são reconhecidos como competências deficitárias de um grande número de profissionais disponíveis no mercado de trabalho, bem como a criatividade e a autonomia, poucas vezes encontradas, fato decorrente de uma formação profissional centrada nos moldes educacionais formais, que enfatizam atividades técnicas, tarefeiras e pouco reflexivas (Lessmann, 2012; Silva, 2021).

A competência é uma habilidade que o profissional desenvolve para atuar com segurança, de modo a acompanhar as mudanças, os avanços tecnológicos e as diversidades presentes no mundo contemporâneo, reconhecendo que o conhecimento não pode ser esgotado nem na formação formal, nem na vivência diária (Frota et al., 2020).

Dessa forma, a competência é definida como

> a aptidão para enfrentar uma família de situações análogas, mobilizando de uma forma correta, rápida, pertinente e criativa,

múltiplos recursos cognitivos, saberes, capacidades, microcompetências, informações, valores, atitudes, esquemas de percepção, de avaliação e de raciocínio, proporcionando-lhe habilidade para transitar nas esferas do trabalho e da vida social. (Perrenoud; Thurler, 2002, p. 19)

A dimensão técnica indica a maneira ou a habilidade especial de executar ou fazer algo. A competência relacional se refere ao comportamento, às emoções e aos sentimentos que se manifestam nas relações. A dimensão comunicacional está intimamente associada à dimensão relacional, uma vez que ambas estão baseadas nas relações mantidas com outras pessoas. A dimensão ética/política diz respeito aos valores que orientam a conduta dos profissionais (Rios, 2001; Salum; Prado, 2014; Silva, 2021).

O **domínio do conhecimento técnico** é percebido como um fator que gera segurança no planejamento e na execução do cuidado prestado ao paciente e na relação mantida com outros profissionais. Permite expor a perspectiva assistencial diante dos demais profissionais e defende uma perspectiva gerencial. No âmbito da instituição de saúde, esse aspecto favorece o desenvolvimento da prática, pois conhecer a perspectiva de sua profissão é fundamental para a prática interdisciplinar, uma vez que o profissional não pode estabelecer trocas sobre aquilo que não conhece. Essa visão é fortemente solicitada para os enfermeiros, que necessitam de segurança para planejar a assistência e coordenar a equipe (Salum; Prado, 2014; Frota et al., 2020).

A **dimensão ética/política** abrange os valores que orientam as condutas dos profissionais. A ética designa a maneira de agir e de pensar que constitui a marca de um grupo, de um povo, de uma sociedade. Nesse sentido, compõe a maneira como os profissionais agem dentro e fora de seu trabalho, quais valores sustentam e guiam suas ações (técnicas, relacionais ou comunicacionais). A postura adotada diante das situações vivenciadas no trabalho indica que valores éticos sustentam sua práxis (Rios, 2001; Silva, 2021).

O estudo do cuidado, essência da profissão de enfermagem, vem se desenvolvendo por meio de pesquisas e, cada vez mais, constitui-se como foco no ensino da profissão, além de conferir maior fidedignidade à ciência. O principal aspecto do cuidado é tentar compreender a realidade vivida pelo outro; é tentar olhar a vida com os olhos do outro. Não é fácil desenvolver essa habilidade, chamada de *empatia*. Assim, cuidar do outro exige uma atitude de envolvimento, educando-o para a autonomia e para a independência (Oliveira; Curado, 2019; Frota et al., 2020).

2.5 Educação permanente

A educação permanente deve constituir parte do pensar e do fazer dos profissionais de modo geral, com a finalidade de propiciar o crescimento pessoal e profissional, bem como de contribuir para a organização do processo de trabalho, uma vez que este se desenvolve a partir de problemas diários identificados na realidade (Lino et al., 2009; Brasil, 2018b).

Para os trabalhadores da saúde, a educação permanente pode ser compreendida como um processo de transformação por meio da aprendizagem no trabalho, com o desenvolvimento de habilidades para a melhor compreensão de fatores pessoais, socioeconômicos e ambientais que afetam a saúde, tendo em vista problemas enfrentados na prática (Brasil, 2007b; Leite et al., 2020).

Logo, a educação permanente tem servido como espaço para pensar e executar a formação e o desenvolvimento pessoal, profissional e das equipes de saúde, com vistas a trabalhar elementos que conferem a integralidade da atenção à saúde. Constitui-se, dessa maneira, em uma das alternativas viáveis de mudanças no espaço de trabalho, por cogitar formas diferenciadas de educar e aprender, de acordo com as quais se pode transcender ao tecnicismo e às capacitações pontuais. Isso instiga a participação ativa dos educandos no processo, assim como o desenvolvimento da capacidade crítica e criadora dos sujeitos, de forma a contribuir para o mundo do trabalho, transformando-o e transformando a si próprio (Silva, 2011; Frota et al., 2020).

Por sua vez, a educação permanente em saúde é uma proposta estratégica que colabora para a transformação dos processos formativos, das práticas pedagógicas e de saúde. Nesse sentido, possibilita o desenvolvimento não só do profissional, que se torna mais capacitado, mas também da própria instituição na qual esse trabalhador está inserido (Brasil, 2004, 2018b).

Desse modo, tal proposta incentiva a construção de espaços coletivos nos quais acontecem a reflexão, a avaliação das ações produzidas pelas equipes e a busca por estratégias para melhorar o serviço e o atendimento (Barros, 2014; Leite et al., 2020).

Por fim, a educação permanente/continuada em saúde pode corresponder à educação em serviço, quando esta coloca a pertinência de conteúdos, instrumentos e recursos para a formação técnica submetida a um projeto de mudanças institucionais ou de mudança da orientação política das ações prestadas em dado tempo e lugar (Ceccim, 2005; Brasil, 2018b).

Síntese

Neste segundo capítulo, vimos que a enfermagem é uma ciência que engloba os saberes teóricos e os aspectos humanos. O conhecimento científico é a base da prática de cuidado, mas não é possível ignorar particularidades de cada sujeito, o que faz com que haja sempre uma adequação dos princípios científicos à realidade vivida (Oliveira; Curado, 2019).

Questões para revisão

1. O Ministério da Saúde define *educação em saúde* como um processo. A esse respeito, marque a alternativa correta:
   a) É um processo trabalhista para formação profissional.
   b) É um processo educativo de construção de conhecimentos em saúde com vistas à apropriação pela população.
   c) É um processo profissional de construção de procedimentos em saúde com vistas à apropriação pela população.
   d) Todas as afirmações estão corretas.
   e) Nenhuma afirmação está correta.

2. A educação em saúde realizada por professores(as) ou por profissionais de saúde deve ter o intuito de garantir a dignidade da pessoa por meio da promoção da saúde. Como atitudes emancipadoras para a promoção da saúde podem ser oportunizadas?
   a) Com prevenção de agravos e ações de autocuidado, de participação popular nos serviços de saúde e de formação crítica cidadã.
   b) Com prevenção de pandemias e ações de reações, de participação popular nos serviços de saúde e de formação crítica cidadã.
   c) Com prevenção de agravos e ações de autocuidado, de participação de multinacionais estrangeiras nos serviços de saúde e de formação profissional.
   d) Todas as alternativas estão corretas.
   e) Nenhuma alternativa está correta.

3. A promoção em saúde é a intervenção sobre as condições de vida da população baseada não somente na prestação dos serviços clínico-assistenciais, mas na preconização das ações intersetoriais que envolvem vários determinantes socioambientais. Cite os fatores determinantes que interferem nas condições de vida da população.

4. A educação em saúde é uma ferramenta útil, porque possibilita que o próprio indivíduo alcance uma atenção em saúde clara e embasada nas próprias necessidades de cuidado. Nessa perspectiva, sobre quais questões o enfermeiro deve desenvolver uma visão particular, de forma imprescindível?

5. As ações de promoção à saúde buscam reorientar os serviços de saúde, visando à atenção integral para as pessoas em suas necessidades, a fim de construir a saúde em seu sentido mais amplo, lutando contra as desigualdades na construção de cidadania. Com base no texto, marque a afirmação correta:

   a) As intervenções necessárias para a promoção da saúde devem estar centradas em um trabalho coletivo que garanta, por meio das políticas públicas e sociais, a assistência humanizada e resolutiva, em que as famílias e a comunidade participam juntas com foco na objetivação das ações propostas.

   b) As intervenções necessárias para a promoção da saúde devem estar centradas em um trabalho individual que permita, por meio das políticas partidárias e sociais, a assistência curativa, em que as famílias e a comunidade recebem o cuidado para o tratamento.

c) As intervenções não são necessárias para a promoção da saúde e devem estar centradas em um trabalho médico que garanta, por meio da medicalização, a assistência, em que as famílias e a comunidade participam como pacientes.
d) Todas as alternativas estão corretas.
e) Nenhuma alternativa está correta.

Questões para reflexão

1. Uma das coisas mais importantes na ação educativa em saúde é o envolvimento de várias pessoas. A escola que interage com a comunidade tem mais chances de encontrar soluções para seus problemas. Às vezes, é difícil mudar a prática, porém é importante sensibilizar as pessoas, pois todos podem trazer contribuições. Reflita e disserte sobre a ação de educação em saúde para a enfermagem.

2. É imprescindível que o enfermeiro tenha uma visão holística do ser humano, considerando as questões subjetivas e aquelas que refletem crenças, valores e cultura. Assim, o cuidado de enfermagem não pode basear-se apenas nos aspectos físicos, mas na valorização do sujeito e em sua visão de mundo. Reflita e disserte sobre os benefícios para o enfermeiro ao adotar a visão holística nos cuidados de enfermagem.

# Capítulo 3
Cuidados com pacientes com alterações respiratórias

Conteúdos do capítulo:

- Problemas respiratórios.

Após o estudo deste capítulo, você será capaz de:

1. realizar procedimentos técnicos para resolver problemas respiratórios com o objetivo de combatê-los e de prevenir complicações provenientes desse quadro.

Problemas respiratórios estão presentes na rotina da enfermagem. Neste capítulo, apresentaremos os cuidados e os procedimentos realizados pela enfermagem para combater problemas respiratórios, como oxigenoterapia, nebulização, umidificação e aspiração de vias aéreas.

3.1 Oxigenoterapia

Oxigenoterapia é a terapêutica que utiliza oxigênio como instrumento para tratar alterações respiratórias. Os cuidados de enfermagem relacionados são:

- nebulização;
- umidificação;
- uso de máscaras e cânulas faciais;
- aspiração de vias aéreas.

No final desta seção, serão apresentadas terminologias técnicas aplicadas em oxigenoterapia.

3.1.1 Nebulização

A via inalatória é atualmente reconhecida como a via de eleição para administrar fármacos no tratamento das doenças respiratórias, o que contribui para a melhoria da qualidade de vida dos doentes, principalmente daqueles com patologia crônica, como asma e doença pulmonar obstrutiva crônica (Dpoc) (Aguiar et al., 2017).

Os nebulizadores são aparelhos capazes de converter soluções e/ou suspensões aquosas em forma de aerossol com partículas de diferentes dimensões (DGS, 2011; Andrade et al., 2021).

O desempenho do nebulizador depende de um conjunto de fatores (DGS, 2011). Devem ser valorizados parâmetros como:

- diâmetro aerodinâmico médico de massa (DAMM) entre 2-5 µm para deposição nas vias aéreas inferiores e entre 0,8-3 µm para deposição nas vias aéreas mais periféricas e nos alvéolos;
- compressor com fluxo dinâmico recomendado (610 L);
- pressão de nebulização;
- tempo de nebulização inferior a 10-15 minutos;
- nível sonoro do compressor (máximo recomendado: 50 dBA do nebulizador);
- volume de solução mínima e máxima, volume residual e combinação de formulação e sistema.

Figura 3.1 – Inalação

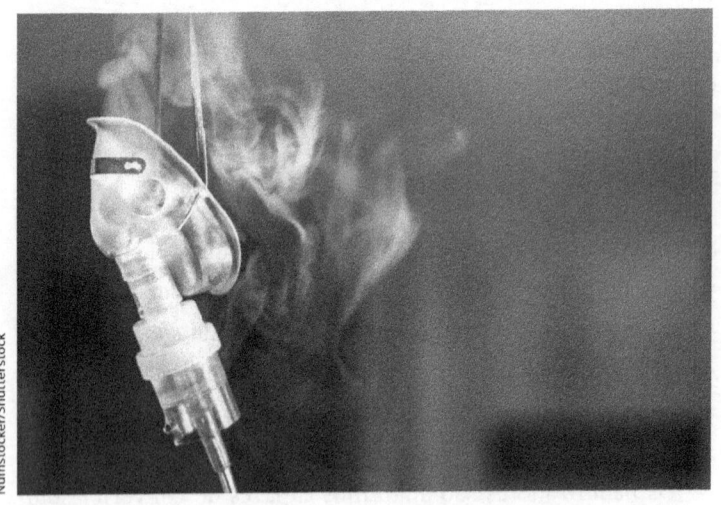

A **nebulização com soro fisiológico** é um ótimo auxiliar no tratamento da sinusite, pois, além de facilitar a respiração, pode servir para a administração de medicamentos inalatórios prescritos pelo médico (Souza, 2017; Andrade et al., 2021).

De acordo com Fregadolli et al. (2010), para fazer a nebulização em casa, deve-se colocar no copinho do nebulizador cerca de 5 a 10 mL de soro fisiológico, posicionar a máscara próxima ao nariz e, então, respirar aquele ar. Deve-se manter os olhos fechados e estar sentado ou recostado em uma cama confortavelmente. Pode-se fazer essa nebulização por 20 minutos ou até o soro acabar (Coren-SC, 2019).

Na **nebulização com remédios**, o medicamento é diluído com soro fisiológico; só deve ser feita se receitada por um médico (Souza, 2017; Silva et al., 2019).

Figura 3.2 – Nebulização

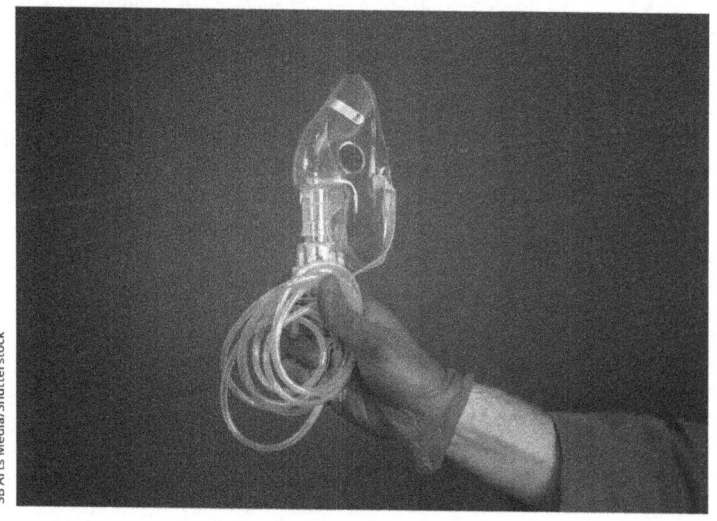

Procedimento operacional padrão (POP)

Com base nas orientações de Stacciarini e Cunha (2014) e Potter e Perry (2018), as condições ou doenças que alteram a estrutura e o funcionamento do pulmão modificam a respiração. Os músculos respiratórios, o espaço pleural, os pulmões e os alvéolos são essenciais para a ventilação, a perfusão e a troca dos gases respiratórios. Os gases se movem para dentro e para fora dos pulmões por mudanças de pressão. Assim, de acordo com os autores citados, apresentamos, no quadro a seguir, alguns aspectos relacionados ao POP (Prefeitura Municipal de Ribeirão Preto, 2020b).

Quadro 3.1 – POP da nebulização

Definição	A nebulização consiste em uma forma de tratar afecções pulmonares por meio de substâncias especiais associadas ao O_2 ou ar comprimido.
Objetivos	Aliviar processos inflamatórios, congestivos e obstrutivos. Umedecer para tratar ou evitar desidratação das mucosas. Fluidificar para facilitar a remoção de secreções.
Indicação	◆ Sinusites ◆ Ressecamento das mucosas ◆ Secreções espessas de vias aéreas superiores ◆ Bronquite ◆ Bronquiolites
Materiais necessários	◆ Bandeja ◆ Fonte de O_2 ou ar comprimido ◆ Intermediário de O_2 ◆ Solução para nebulizador conforme prescrição médica ◆ Seringa para medir a dose, se necessário ◆ Nebulizador com máscara ◆ Recipiente para expectoração (cuba rim) ◆ Toalhas de papel

(continua)

(Quadro 3.1 – conclusão)

Etapas do procedimento	1. Higienizar as mãos. 2. Conferir solução preparada com prescrição médica. 3. Dispor todo o material sobre a bandeja. 4. Colocar a solução no copinho com auxílio da seringa e conectar a máscara. 5. Conferir novamente o preparo da medicação e a identificação completa do paciente antes de se encaminhar a ele. 6. Orientar o paciente e/ou acompanhante sobre o procedimento e sua finalidade. 7. Posicionar o paciente sentado (*fowler*) ou semissentado (semi-*fowler*). 8. Conectar o fluxômetro na fonte de O_2 ou ar comprimido. 9. Conectar o intermediário ao copinho inalador e à fonte de O_2 ou ar comprimido. 10. Oferecer o nebulizador ao paciente e observar o ajuste na face (se ele não estiver em condições de segurar o copinho inalador, orientar para que o acompanhante o faça e, na ausência deste, acompanhar a inalação até que todo o líquido termine). 11. Acionar a válvula de O_2 ou ar comprimido entre 3 e 6 L/min. 12. Orientar para que o paciente permaneça com a boca aberta e inspire profundamente. 13. Observar o término de todo o líquido nebulizador. 14. Recolher e dar o destino correto ao material. 15. Higienizar as mãos. 16. Realizar as anotações necessárias no prontuário.
Recomendações	♦ Fazer a nebulização em ar comprimido apenas em casos específicos, quando o paciente já estiver utilizando o oxigênio. ♦ Não ligar a nebulização acima de 6 L/min no fluxômetro. ♦ Utilizar o nebulizador com macronebulização com conexão apropriada; nesse caso, é aconselhável não deixar o nebulizador em linha reta com o paciente. ♦ Trocar o nebulizador a cada uso e encaminhá-lo à Central de Material Esterilizado (CME). ♦ Trocar intermediários quando o paciente estiver de alta terapêutica com nebulização e encaminhar à CME.
Resultados esperados	♦ Melhora do quadro secretivo e dispneico. ♦ Resolução ou melhora de broncoespasmo. ♦ Administração eficiente de medicações prescritas.

3.1.2 Umidificação

O oxigênio é necessário para manter a vida. Os sistemas cardíaco e respiratório suprem as demandas de oxigênio do corpo. O sangue é oxigenado por meio dos mecanismos de ventilação, perfusão e transporte dos gases respiratórios. Reguladores neurais e químicos controlam a frequência e a profundidade da respiração em resposta a demandas de oxigênio tecidual alteradas (Potter; Perry, 2018; Prefeitura Municipal de Ribeirão Preto, 2020b).

A oxigenoterapia refere-se à administração de oxigênio suplementar para aumentar ou manter a saturação de oxigênio acima de 90%, corrigindo os danos causados pela hipoxemia. Essa técnica tem como principal objetivo aumentar o nível de oxigênio que é trocado entre o sangue e os tecidos (Souza, 2017; Andrade et al., 2021).

De acordo com Potter e Perry (2018) e Silva et al. (2019), quatro fatores influenciam a adequação da circulação, da ventilação, da perfusão e do transporte dos gases respiratórios para os tecidos:

1. fator fisiológico;
2. fator de desenvolvimento;
3. estilo de vida;
4. fator ambiental.

O conjunto de nebulização foi desenvolvido para as atividades de inalação e aplicação de medicamentos vaporizados e umidificados, por passagem de oxigênio ou ar comprimido medicinal, para uso em procedimentos médico-hospitalares (Souza, 2017; Prefeitura Municipal de Ribeirão Preto, 2020b).

Figura 3.3 – Oxigenoterapia

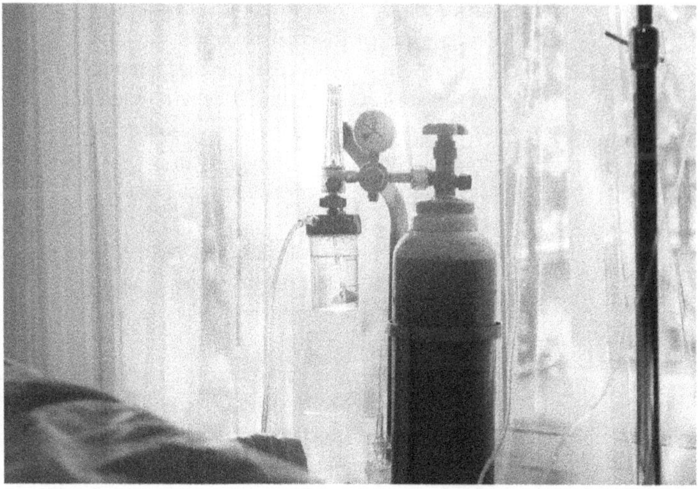

Jamesboy Nuchaikong/Shutterstock

Na oxigenoterapia por cateter tipo óculos ou cânula, o cateter nasal consiste em um dispositivo de plástico ou silicone composto por duas pontas que se projetam em direção às narinas, utilizado para administrar oxigênio de baixo fluxo (de 1 a 5 L/min). A FiO_2 não é constante; é dependente do fluxo administrado, do peso e do volume-minuto do paciente, podendo variar de 24 a 40% (Silva et al., 2019; Andrade et al., 2021).

Quadro 3.2 – POP da oxigenoterapia por cateter tipo óculos ou cânula

Etapas do procedimento	1. Avaliar e monitorizar (oxímetro de pulso) o paciente. 2. Explicar o procedimento e a finalidade da conduta. 3. Reunir todo o material e levar até o leito. 4. Higienizar as mãos, conforme orientação da Comissão de Controle de Infecção Hospitalar (CCIH). 5. Calçar as luvas de procedimento.

(continua)

(Quadro 3.2 – continuação)

Etapas do procedimento	6. Testar a saída de oxigênio na régua de gases ou rede portátil (torpedo de oxigênio). 7. Instalar o fluxômetro, caso ele já não esteja na saída de oxigênio, e conectá-lo ao umidificador. 8. Preencher o frasco umidificador com água destilada, no máximo até 2/3 de sua capacidade, no caso de fluxo maior que 4 L/min ou se o paciente se queixar de secura ou desconforto. 9. Conectar o cateter tipo óculos à extensão e esta ao umidificador. 10. Posicionar o paciente em decúbito dorsal entre 45° e 60°. 11. Introduzir as pontas da cânula nas narinas do paciente e ajustar acima e atrás de cada orelha e, também, abaixo da região mentoniana. 12. Regular o fluxômetro conforme prescrição médica ou SpO_2. 13. Reunir e retirar todo o material da unidade do paciente. 14. Retirar as luvas e higienizar as mãos. 15. Reavaliar o paciente quanto ao alívio dos sinais e sintomas. 16. Registrar no prontuário o início do suporte e o desmame, quando realizado.
Materiais necessários	• Cateter nasal tipo óculos ou sonda nasal • Fluxômetro de O_2 • Frasco umidificador de gases • Água destilada • Oxímetro de pulso • Fluxômetro • Cilindro de oxigênio (torpedo) ou rede de oxigênio (régua) • Luva de procedimento
Cuidados especiais	• Certificar-se de que o equipamento esteja completo e em perfeito estado para utilização. • Proceder com a troca do cateter de narina de acordo com orientação da CCIH, evitando ferimentos na mucosa nasal e obstrução do cateter por secreção. • Observar desconforto ou lesões no pavilhão auricular decorrentes de uma fixação inadequada. • A administração do oxigênio em alta velocidade de fluxo deve ser feita sempre por meio de um sistema de umidificação, para evitar que resseque as mucosas do trato respiratório.

(Quadro 3.2 – conclusão)

Cuidados especiais	• Quando possível, manter monitorização da oximetria digital. • Nunca completar o reservatório; aproveitar a quantidade de água que estiver no umidificador. • Não retornar para o reservatório a água que estiver acumulada no extensor intermediário. Essa água deverá ser desprezada. Altos fluxos podem gerar desconforto, náuseas e distensão gástrica. • Atenção contínua a sinais de toxicidade pelo uso prolongado e/ou altas concentrações de oxigênio.
Desvios e ações necessárias	• Explicar as condutas e as necessidades da oxigenoterapia aos pacientes e aos acompanhantes e pedir para não fumar. • Observar e palpar o epigástrio para constatar o aparecimento de distensão. • Avaliar com frequência as condições do paciente e os sinais de hipóxia e anotar, dando a assistência adequada e, se necessário, trocando o sistema de administração. • Manter as vias aéreas desobstruídas. • Manter os torpedos de O_2 na vertical, longe de aparelhos elétricos e de fontes de calor.

3.1.3 Uso de máscaras

De acordo com Prefeitura Municipal de Ribeirão Preto (2020b) e Potter e Perry (2018), o POP desse tipo de oxigenoterapia tem as características descritas a seguir.

O sistema de transporte de oxigênio consiste nos pulmões e no sistema cardiovascular. A liberação depende da quantidade de oxigênio que entra nos pulmões (ventilação), do fluxo sanguíneo para pulmões e tecidos (perfusão), da taxa de difusão e da capacidade carreadora de oxigênio. Três coisas influenciam a capacidade do sangue de carrear oxigênio: a quantidade de oxigênio dissolvido no plasma, a quantidade de hemoglobina e a tendência da hemoglobina de se ligar ao oxigênio.

Pode-se fazer a oxigenoterapia com o uso de **máscaras por sistema de fluxo** (máscara de Venturi) – que tem uma variação das válvulas, conforme FiO_2 e o mecanismo de ação de cada válvula (relação com tamanho do orifício e fluxo) –, com o uso de **máscaras faciais** com ou sem reservatório de O_2 ou, ainda, com o uso de **máscaras traqueais** com macronebulizador.

Quadro 3.3 – POP da oxigenoterapia por máscaras

Etapas do procedimento	
	1. Avaliar e monitorizar (oxímetro de pulso) o paciente.
	2. Explicar o procedimento e a finalidade da conduta.
	3. Reunir todo o material e levá-lo até o leito.
	4. Higienizar as mãos.
	5. Calçar as luvas de procedimento.
	6. Testar a saída de oxigênio na régua de gases ou rede portátil (torpedo de oxigênio).
	7. Instalar o fluxômetro, caso ele já não esteja na saída de oxigênio, e conectá-lo ao umidificador.
	8. Preencher o frasco umidificador com água destilada, no máximo até 2/3 de sua capacidade.
	9. Conectar a máscara à extensão e esta ao umidificador.
	10. Posicionar o paciente em decúbito dorsal de 45° a 60° (semi-*fowler*).
	11. Posicionar a máscara sobre o nariz e a boca.
	12. Dispor as tiras ao redor da face e ajustá-las para que se adaptem confortavelmente à face.
	13. Caso seja traqueostomizado, posicionar a máscara apropriada na região em frente à traqueostomia e ajustar a fixação ao redor do pescoço do paciente.
	14. Utilizar gazes dobradas para proteger as orelhas.
	15. Regular o fluxômetro conforme prescrição médica ou SpO_2.
	16. Retirar as luvas e higienizar as mãos.
	17. Reavaliar o paciente quanto ao alívio dos sinais e sintomas.
	18. Higienizar a máscara, sempre que necessário, e verificar a integridade da pele do paciente que entra em contato com a máscara ou com a fixação.
	19. Registrar no prontuário o início do suporte e o desmame, quando realizado.

(continua)

(Quadro 3.3 – conclusão)

Materiais necessários	• Máscara de oxigênio/máscara de Venturi • Fluxômetro de O_2 • Frasco umidificador de gases • Água destilada • Oxímetro de pulso • Fluxômetro • Cilindro de oxigênio (torpedo) ou rede de oxigênio (régua) • Luva de procedimento • Gaze
Cuidados especiais	• Certificar-se de que o equipamento esteja completo e em perfeito estado para utilização. • Observar desconforto ou lesões no pavilhão auricular decorrentes de fixação inadequada. • A administração do oxigênio em alta velocidade de fluxo deve ser realizada sempre por meio de um sistema de umidificação, para evitar que resseque as mucosas do trato respiratório. • Quando possível, manter monitorização da oximetria digital. • Nunca completar o reservatório, aproveitando a quantidade de água que estiver no umidificador. • Não retornar para o reservatório a água acumulada no extensor intermediário. Ela deverá ser desprezada. Altos fluxos podem gerar desconforto, náuseas e distensão gástrica.
Desvios e ações necessárias	• Explicar as condutas e as necessidades da oxigenoterapia aos pacientes e aos acompanhantes e pedir para não fumar. • Observar e palpar o epigástrio para constatar o aparecimento de distensão. • Avaliar com frequência as condições do paciente e os sinais de hipóxia e anotar, dando a assistência adequada. • Manter as vias aéreas desobstruídas. • Manter os torpedos de O_2 na vertical, longe de aparelhos elétricos e de fontes de calor. • Atenção contínua a sinais de toxicidade pelo uso prolongado e/ou em altas concentrações de oxigênio.

3.1.4 Uso de máscaras e cânulas faciais

As máscaras e cânulas faciais são instrumentos utilizados para administrar o gás oxigênio, para suprir a carência em caso de dificuldade respiratória (dispneia).

Um dos sintomas mais comuns nas emergências é a dispneia; para assistência imediata, deve-se fazer a administração de oxigênio úmido (oxigenoterapia) com o manejo do dispositivo adequado.

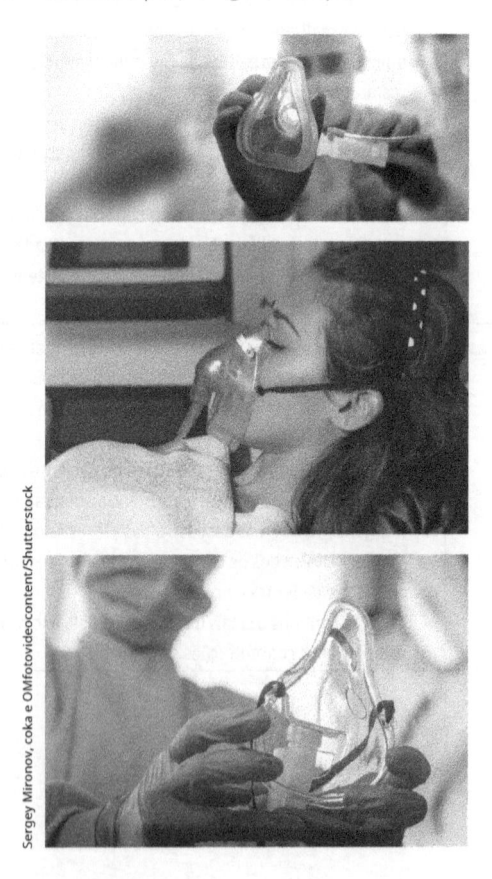

Figura 3.4 – Máscaras para oxigenoterapia

Figura 3.5 – Cânulas para oxigenoterapia

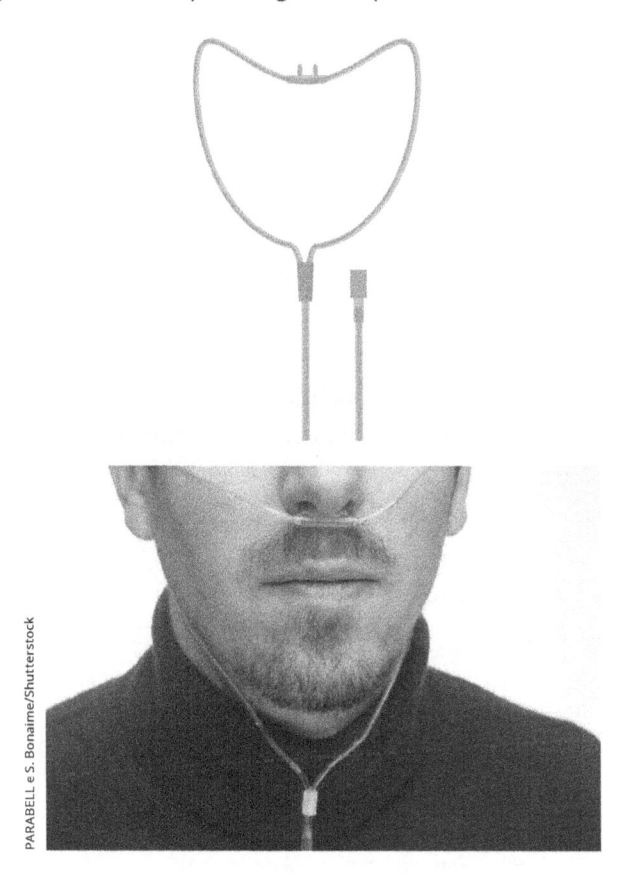

PARABELL e S. Bonaime/Shutterstock

3.1.5 Aspiração de vias aéreas

A aspiração de secreções é indicada para pacientes impossibilitados de remover e eliminar secreções por conta de fatores como alteração do nível de consciência, falência da musculatura diafragmática e intercostal, tosse ineficaz e quadro de caquexia, bem como em crianças, por não terem a compreensão necessária sobre expectoração. É indicada, ainda, para pacientes intubados e traqueostomizados (Prado et al., 2013; Prefeitura Municipal de Ribeirão Preto, 2020b).

O procedimento em **pacientes graves** deve ser realizado pelo enfermeiro, conforme determina a Resolução Cofen n. 557, de 23 de agosto de 2017, e pelos demais profissionais de enfermagem, quando prescritos e supervisionados pelo profissional de nível superior e/ou em casos de emergência. Qualquer alteração observada no padrão respiratório (cianose, dispneia, taquipneia, dessaturação, tosse de início súbito, desconforto referido, uso de musculatura acessória, batimento de asa de nariz, entre outras) deve ser comunicada imediatamente ao enfermeiro para avaliação (Coren-DF, 2019). A aspiração de secreções pode ser oronasofaríngea e traqueal (oral ou por traqueostomia).

Quadro 3.4 – POP da aspiração de vias aéreas

Materiais necessários	<ul><li>Aparelho de aspiração, de parede ou portátil</li><li>Recipiente para coleta</li><li>Válvulas de aspiração de ar comprimido ou a vácuo</li><li>Frasco coletor para aspiração</li><li>Intermediário</li><li>Sondas de aspiração de calibre adequado (conforme avaliação)</li><li>Frasco ou ampolas de água destilada</li><li>Luva plástica para aspiração</li><li>Gaze estéril</li><li>Equipamentos de proteção individual (EPIs): luvas de procedimentos, máscara, óculos e avental</li></ul>

(continua)

(Quadro 3.4 – continuação)

Etapas do procedimento	1. Elevar a cabeceira em 45° (semi-*fowler* ou semissentado). 2. Explicar o procedimento ao paciente, mesmo que ele não esteja respondendo. 3. Informar que a aspiração pode estimular uma tosse ou náusea, mas que a tosse pode ajudar na mobilização das secreções. 4. Testar o aspirador, preferencialmente em vácuo. 5. Comumente, manter, durante a aspiração, uma pressão entre 80 e 120 mmHg (uma pressão maior pode provocar traumas). 6. Cada manobra de aspiração deve durar de 10 a 15 segundos. 7. A instilação de solução salina estéril na via respiratória antes da aspiração é contraindicada, pois pode aumentar a incidência de pneumonia nosocomial por deslocar as bactérias da parede das vias aéreas. 8. Manter o frasco de aspiração limpo, conforme rotina do setor. 9. Trocar o intermediário de aspiração somente em caso de sujidades ou rachaduras e desprezar em lixo adequado após a alta do paciente. 10. Desprezar sondas e gazes utilizadas na aspiração em saco de lixo branco. 11. Sempre observar a presença de desvio de septo, pólipos, obstruções, lesões, epistaxe, edema de mucosa etc.
Aspiração de secreções oronasofaríngeas	1. Explicar o procedimento ao paciente. 2. Lavar as mãos. 3. Paramentar-se com luva de procedimento, óculos, máscara e avental. 4. Colocar o paciente em posição *fowler* ou semi-*fowler*. 5. Monitorar a saturação de O_2 durante a aspiração. 6. Escolher a sonda de calibre adequado. 7. Abrir o pacote da sonda em sua porção distal e adaptá-la ao intermediário, mantendo-a protegida dentro do invólucro. 8. Abrir o pacote de gaze de forma estéril. 9. Calçar luva de aspiração. 10. Com a mão não dominante, colocar lubrificante na área esterilizada da sonda (em caso de aspiração nasal), abrir e controlar a válvula de aspiração.

(Quadro 3.4 – continuação)

Aspiração de secreções oronasofaríngeas	11. Pegar e manipular a sonda com a mão dominante. 12. Estimular o paciente a tossir para ajudar a soltar as secreções. 13. Nunca aspirar antes que a sonda esteja na traqueia. 14. Retirar a sonda com movimentos firmes e rotatórios. 15. Depois de completar as aspirações, retirar a luva sobre a sonda enrolada, desprezando-a. 16. Limpar o intermediário aspirando no mínimo 20 mL de água destilada. 17. Proteger a abertura do intermediário com uma gaze ou invólucro estéril. 18. Fechar a válvula de aspiração. 19. Deixar o paciente confortável. 20. Lavar as mãos. 21. Repor o material que foi utilizado. 22. Realizar os registros em formulário adequado. 23. Assinar e carimbar os respectivos registros.
Aspiração de secreções traqueais	1. Explicar o procedimento ao paciente. 2. Lavar as mãos. 3. Paramentar-se com luva de procedimento, óculos, máscara e avental. 4. Preparar o material estéril. 5. Colocar o paciente em posição semi-*fowler* (se não houver contraindicação). 6. Abrir o pacote da sonda em sua porção distal e adaptá-la ao intermediário, mantendo-a protegida dentro do invólucro. 7. Avaliar as condições gerais do paciente e auscultar rigorosamente os pulmões. 8. Pré-oxigenar o paciente, caso esteja em ventilação mecânica. 9. Calçar luva de aspiração. 10. Com a mão não dominante, desconectar o ventilador, abrir e controlar a válvula de aspiração. 11. Com a mão dominante, introduzir a sonda (com o intermediário clampeado pela outra mão), aspirando as secreções durante sua retirada, que deve ocorrer em movimentos rotatórios. 12. Repetir a operação de 3 a 5 vezes, permitindo descanso entre uma aspiração e outra.

(Quadro 3.4 – conclusão)

Aspiração de secreções traqueais	13. Limpar a sonda entre uma aspiração e outra com gaze estéril ou água destilada, se estiver muito suja. 14. Após o procedimento de aspiração, limpar o intermediário, aspirando no mínimo 20 mL de água destilada. 15. Proteger a abertura do intermediário com uma gaze ou invólucro estéril. 16. Fechar a válvula de aspiração. 17. Auscultar novamente o paciente. 18. Lavar as mãos. 19. Repor o material que foi utilizado. 20. Realizar os registros sobre o procedimento. 21. Assinar e carimbar os respectivos registros.

Fonte: Elaborado com base em Moreira; Souza, 2005; Prado et al., 2013; Cofen, 2017; Coren-DF, 2019; Silva et al., 2019; Hinkle; Cheever, 2016; Andrade et al., 2021; Nettina, 2021.

Recomendações da Resolução Cofen n. 557/2017, atualizadas pelo Parecer Coren-DF n. 05/2019

Segundo a Resolução Cofen n. 557/2017, que normatiza a atuação da equipe de enfermagem no procedimento de aspiração de vias aéreas,

> Art. 2º Os pacientes graves, submetidos a intubação orotraqueal ou traqueostomia, em unidades de emergência, de internação intensiva, semi-intensivas ou intermediárias, ou demais unidades da assistência, deverão ter suas vias aéreas privativamente aspiradas por profissional Enfermeiro, conforme dispõe a Lei do Exercício Profissional da Enfermagem.

> Art. 3º Os pacientes atendidos em Unidades de Emergência, Salas de Estabilização de Emergência, ou demais unidades da assistência, considerados graves, mesmo que não estando em respiração artificial, deverão ser aspirados pelo profissional Enfermeiro, exceto em situação de emergência, conforme dispõe a Lei do Exercício Profissional de Enfermagem e Código de Ética do Profissional de Enfermagem – CEPE.

Art. 4º Os pacientes em unidades de repouso/observação, unidades de internação e em atendimento domiciliar, considerados não graves, poderão ter esse procedimento realizado por Técnico de Enfermagem, desde que avaliado e prescrito pelo Enfermeiro, como parte integrante do Processo de Enfermagem.

Art. 5º Os pacientes crônicos, em uso de traqueostomia de longa permanência ou definitiva em ambiente hospitalar, de forma ambulatorial ou atendimento domiciliar, poderão ter suas vias aéreas aspiradas pelo Técnico de Enfermagem, desde que devidamente avaliado e prescrito pelo Enfermeiro, como parte integrante do Processo de Enfermagem. (Cofen, 2017)

Terminologias afins

- Aerofagia: deglutição anormal, provocando eructação frequente.
- Anoxia: redução do suprimento de oxigênio nos tecidos.
- Apneia: parada dos movimentos respiratórios.
- Asfixia: sufocação, dificuldade da passagem do ar.
- Cianose: coloração azulada por falta de oxigênio.
- Dispneia: dificuldade respiratória.
- Estertorosa: respiração ruidosa.
- Expectoração: expelir secreção pulmonar (escarro).
- Hemoptise: hemorragia de origem pulmonar, escarro com sangue.
- Hemotórax: coleção de sangue na cavidade pleural.
- Hiperpneia: respiração anormal, acelerada, com movimentos respiratórios exagerados.
- Ortopneia: acentuada falta de ar em decúbito dorsal.
- Taquipneia: movimentos respiratórios acelerados.

Fonte: Elaborado com base em Potter; Perry, 2018.

Síntese

Neste terceiro capítulo, vimos que a oxigenoterapia refere-se à administração de oxigênio suplementar para aumentar ou manter a saturação de oxigênio acima de 90%, corrigindo os danos causados pela hipoxemia. Essa técnica tem como principal objetivo aumentar o nível de oxigênio trocado entre o sangue e os tecidos, garantindo, assim, a saúde respiratória e a vida.

Questões para revisão

1. Oxigenoterapia é a terapêutica que utiliza oxigênio para tratar alterações respiratórias. Quais são os cuidados de enfermagem envolvidos?
   a) Nebulização; umidificação; uso de medicamentos e cânulas faciais; aspiração de vias obstruídas.
   b) Nebulização; umidificação; uso de instrumentos e cânulas cirúrgicas; aspiração de vias aéreas.
   c) Nebulização; umidificação; uso de máscaras e cânulas faciais; aspiração de vias aéreas.
   d) Nebulização; umidificação; uso de máscaras e cânulas de duas vias; aspiração de secreções em feridas.
   e) Nenhuma alternativa está correta.

2. A via inalatória é atualmente reconhecida como a via de eleição para administrar fármacos no tratamento das doenças respiratórias, o que contribui para a melhoria da qualidade de vida dos doentes. Marque a alternativa que apresenta as doenças que podem ser tratadas com nebulização, de modo a melhorar a situação respiratória do doente:
   a) Anemia e asma.
   b) Bronquite e apendicite.

c) Colite e doença pulmonar obstrutiva crônica.
d) Asma e doença pulmonar obstrutiva crônica.
e) Anemia e apendicite.

3. A oxigenoterapia refere-se à administração de oxigênio suplementar para aumentar ou manter a saturação de oxigênio acima de 90%, corrigindo os danos causados pela hipoxemia. Essa técnica tem como principal objetivo aumentar o nível de oxigênio que é trocado entre o sangue e os tecidos. Cite quatro fatores que influenciam a adequação da circulação, da ventilação, da perfusão e do transporte dos gases respiratórios para os tecidos.

4. Na oxigenoterapia por cateter tipo óculos ou cânula, o cateter nasal consiste em um dispositivo de plástico ou silicone composto por duas pontas que se projetam em direção às narinas, utilizado para administrar oxigênio de baixo fluxo (de 1 a 5 L/min). Quais são as variáveis de FiO_2?
   a) A FiO_2 é dependente do fluxo administrado, do peso e do volume-minuto do paciente, podendo variar de 24 a 40%.
   b) A FiO_2 é constante; não é dependente do fluxo, do peso e do volume-minuto do paciente, podendo ultrapassar 50%.
   c) A FiO_2 não é constante; é dependente do fluxo reverso, do peso e do volume-minuto da máquina, chegando a 100%.
   d) Todas as alternativas estão corretas.
   e) Nenhuma alternativa está correta.

5. A aspiração de secreções é indicada para pacientes impossibilitados de remover e eliminar secreções por conta de fatores como alteração do nível de consciência, falência da musculatura diafragmática e intercostal, tosse ineficaz e quadro de

caquexia, bem como em crianças, por não terem a compreensão necessária sobre expectoração. Em quais outros casos é necessário aspirar secreções?

Questões para reflexão

1. Você está de plantão no pronto-socorro de um hospital. Chega um paciente referindo dificuldade respiratória (dispneia). Qual seria sua postura nesse caso?

2. A nebulização com soro fisiológico é um ótimo auxiliar no tratamento da sinusite, pois, além de facilitar a respiração, pode servir para a administração de medicamentos inalatórios prescritos pelo médico. Descreva por que a nebulização é tão utilizada nos tratamentos de problemas respiratórios.

Capítulo 4
Cuidados de enfermagem nas alterações gastrointestinais

Conteúdos do capítulo:

- Distúrbios gastrointestinais.

Após o estudo deste capítulo, você será capaz de:

1. realizar procedimentos técnicos indicados para assistência de enfermagem no caso de distúrbios gastrointestinais, contribuindo para atenção à saúde e prevenindo complicações.

Distúrbios gastrointestinais compreendem todas as afecções que acometem, direta ou indiretamente, as estruturas digestórias que se estendem da boca ao ânus, sem incluir os órgãos glandulares acessórios. Neste capítulo, veremos alguns procedimentos e técnicas presentes nos cuidados de enfermagem para situações de distúrbios gastrointestinais.

4.1 Cateterismo nasogástrico

Antes iniciar o procedimento, o enfermeiro deve explicar a finalidade da sondagem (cateterismo), pois a informação pode fazer com que o paciente colabore na administração da sonda (Hinkle; Cheever, 2016).

O cateterismo nasogástrico tem por objetivo servir para a alimentação, para a drenagem de secreções do estômago, para a remoção de doses excessivas de medicamentos ingeridos ou venenos, como preparo cirúrgico para esvaziamento gástrico e para a administração de medicações (Nettina, 2021).

Quadro 4.1 – Cateterismo nasogástrico

Objetivos	◆ Promover descompressão gástrica. ◆ Realizar lavagem gástrica. ◆ Realizar investigação diagnóstica. ◆ Administrar medicamentos e dietas. ◆ Coletar amostras do conteúdo gástrico. ◆ Mensurar e avaliar o volume e o conteúdo gástrico.

(continua)

(Quadro 4.1 – conclusão)

Indicações	• Pacientes com intoxicação exógena • Pacientes com hemorragia gástrica • Pacientes que não conseguem deglutir ou com indicação de complementação nutricional • Pacientes com distensão abdominal e vômitos persistentes • Pacientes em perioperatório • Pacientes graves, inconscientes e/ou traumatizados • Pacientes com comprometimento da via oral • Administração de medicamentos • Coleta de material para exame do suco gástrico
Materiais necessários	• Bandeja para reunir o material • Luvas de procedimento • Cateter de Levine (silicone, poliuretano ou cloreto de polivinila) com o calibre indicado (4 Fr a 22 Fr) e, preferencialmente, graduado • Gel hidrossolúvel ou xilocaína geleia a 2% • Esparadrapo ou adesivo hipoalergênico • Seringa de 20 mL • Estetoscópio • Coletor de sistema aberto (para sifonagem) • Máscara descartável • Recipiente de descarte • Copo com água, se necessário.

Fonte: Elaborado com base em Nettina, 2021; Stacciarini; Cunha, 2014; Prefeitura Municipal de Natal, 2022.

A seguir, descrevemos o **procedimento para cateterismo nasogástrico**, com base em Prefeitura Municipal de Ribeirão Preto (2020b) e Prefeitura Municipal de Natal (2022):

1. Verificar, na prescrição médica, a indicação da sondagem.
2. Reunir o material em uma bandeja.
3. Avaliar o estado mental do paciente.
4. Conferir o nome completo do usuário, a data de nascimento e o número do prontuário.
5. Explicar o procedimento e sua finalidade ao paciente (mesmo inconsciente) e ao acompanhante.

6. Higienizar as mãos.
7. Avaliar as narinas, verificando algum fator que contraindique a passagem do cateter (obstrução nasal, desvio de septo acentuado, presença de secreção).
8. Avaliar a capacidade do paciente para deglutição.
9. Realizar a higienização das mãos novamente.
10. Realizar a desinfecção da bandeja com álcool a 70%.
11. Separar na bandeja o material necessário para o procedimento.
12. Assegurar a privacidade do paciente com biombos.
13. Colocar o paciente em posição sentada ou elevar a cabeceira da cama a 45° (semi-*fowler*), deixando a toalha ou o campo de algodão sobre o tórax (com pacientes com rebaixamento do nível de consciência, colocar a cabeceira da cama no mínimo a 30°).
14. Higienizar as mãos.
15. Calçar as luvas de procedimento.
16. Verificar o uso de prótese dentária (deve ser retirada com o consentimento do paciente).
17. Solicitar ao paciente que faça, ou fazer por ele, a higiene das narinas com papel higiênico.
18. Medir a sonda Levine:
    a) **nasogástrica**: da ponta do nariz ao lóbulo da orelha, descer até o apêndice xifoide, descer entre 10 e 15 cm, conforme a estatura do paciente;
    b) **orogástrica**: da rima labial ao lóbulo da orelha, descer até o apêndice xifoide, descer alguns centímetros, conforme a estatura do paciente (de 15 a 20 cm, desconsiderando o último orifício do cateter).
19. Realizar a marcação do cateter com adesivo.
20. Lubrificar a sonda com xilocaína gel.

21. Solicitar ao paciente para fletir a cabeça, encostando o queixo no tórax (verificar se não há restrições no movimento do pescoço, ou fazer por ele, caso seja necessário).
22. Introduzir a sonda suavemente pela narina escolhida até ultrapassar a epiglote (sentido cranial, para trás e para baixo), solicitando ao paciente que faça o movimento de deglutição.
23. Voltar a cabeça para a posição ereta.
24. Continuar introduzindo a sonda até o ponto marcado nela.
25. Para certificar-se do posicionamento correto da sonda, utilizar os métodos a seguir:
    a) injetar 10 mL de ar pela sonda e auscultar em região gástrica por meio de estetoscópio para certificar o posicionamento (som específico);
    b) conectar uma seringa de 20 mL na extremidade da sonda e aspirar para confirmar o posicionamento correto da sonda no estômago (deve refluir resíduo gástrico).
26. Observar dispneia, cianose ou dificuldade para falar (se ocorrer qualquer desses casos, o posicionamento da sonda pode estar errado – retirá-la imediatamente).
27. Fixar a sonda.
28. Em caso de sifonagem, adaptar um coletor de sistema aberto na extremidade da sonda.
29. Posicionar o paciente de forma confortável.
30. Recolher o material utilizado, deixando a unidade do paciente em ordem.
31. Desprezar os resíduos.
32. Retirar a luva de procedimento.
33. Encaminhar o material permanente para a sala de utilidades, na qual a bandeja deverá ser lavada com água e sabão, secada com papel-toalha e higienizada com álcool a 70%.

34. Higienizar as mãos.
35. Checar o horário do posicionamento da sonda na prescrição médica, com a rubrica de quem instalou.
36. Descrever o procedimento realizado na evolução de enfermagem, assim como possíveis intercorrências, reações adversas e medidas tomadas.

Nesse procedimento, alguns pontos importantes devem ser observados, de acordo com Potter e Perry (2018):

- A sonda pode causar cianose ou tosse, indicativos de trajeto inadequado. Nesse caso, deve-se retirar a sonda imediatamente.
- A troca da fixação da sonda deve ser realizada diariamente ou quando estiver suja.
- Na equipe de enfermagem, é privativa ao enfermeiro a instalação da sonda nasogástrica.
- Deve-se ter cuidado para evitar lesões orais, nasais, esofágicas e gástricas, realizando o procedimento com a sonda do tamanho ideal para o paciente específico.
- Deve-se retirar a prótese dentária, se houver, para a passagem da sonda.

4.2 Verificação de glicemia capilar

De acordo com a Prefeitura Municipal de Ribeirão Preto (2020b) e Potter e Perry (2018), a verificação da glicemia capilar tem por objetivo a obtenção de amostra de sangue capilar para a mensuração dos níveis de glicose sanguínea, com o uso do glicosímetro.

Quadro 4.2 – Verificação de glicemia capilar

Materiais necessários	• Bandeja S/N • Gaze ou algodão • Álcool a 70% • Lanceta ou agulha 13X4,5 • Glicosímetro • Fitas reagentes para glicose, específicas para o aparelho utilizado na ocasião • Luvas de procedimento • Recipiente para descarte de material perfurocortante
Materiais necessários	1. Realizar a higiene das mãos. 2. Reunir o material necessário e certificar-se de que a fita reagente está na validade. 3. Avaliar a área da pele que será usada como local de punção. 4. Orientar o usuário sobre o procedimento. 5. Calçar as luvas de procedimento. 6. Ligar o aparelho e observar a compatibilidade da fita reagente com o número do código, conforme orientação do fabricante do glicosímetro. 7. Posicionar a fita reagente, conforme orientação do fabricante. 8. Fazer uma leve pressão na ponta do dedo escolhido, de modo a favorecer seu enchimento capilar. 9. Com a outra mão, limpar a área com algodão embebido em álcool a 70%. Aguardar secagem natural (deixá-lo secar completamente). 10. Com a lanceta ou agulha estéril, em posição perpendicular ao local, fazer uma punção na ponta do dedo escolhido, preferencialmente na lateral do dedo, onde a dor é minimizada. 11. Pressionar levemente o dedo e obter uma gota suficiente para preencher o campo reagente. 12. Pressionar o local da punção com algodão seco até hemostasia e avaliar novamente o local. 13. Informar o resultado obtido ao usuário. 14. Desprezar a fita reagente e a lanceta na caixa específica para material perfurocortante.

(continua)

(Quadro 4.2 – conclusão)

Etapas do procedimento	15. Limpar o glicosímetro com algodão embebido em produto padronizado pela Comissão de Controle de Infecção (CCI) e guardá-lo. 16. Retirar as luvas. 17. Lavar a bandeja com água e sabão e secá-la com papel-toalha. 18. Realizar a higienização das mãos, conforme procedimento operacional de fricção antisséptica das mãos ou higienização simples das mãos. 19. Registrar o valor obtido no prontuário do usuário ou na ficha de controle de glicemia. 20. Registrar o procedimento.

Fonte: Elaborado com base em Prefeitura Municipal de Ribeirão Preto, 2020b.

4.3 Cateterismo nasoenteral

O cateterismo nasoenteral é a passagem de uma sonda pelas fossas nasais, geralmente até o jejuno, com a finalidade de alimentar e hidratar o paciente. Essa sonda causa menos traumas do que a sonda nasogástrica, pode permanecer por mais tempo e reduz o risco de regurgitação e aspiração traqueal. A sondagem nasoentérica permite a administração de nutrientes pela via digestiva normal e pode ser utilizada em qualquer faixa etária para a solução de diferentes problemas. Sua finalidade é a manutenção ou correção do estado nutricional (Prado; Gelbcke, 2013; Nettina, 2021).

Esse procedimento é indicado em casos de pré e pós-operatório de diversas cirurgias, estado comatoso, anorexia, entre outros (Potter; Perry, 2018; Nettina, 2021).

Quadro 4.3 – Cateterismo nasoenteral

Materiais necessários	• Bandeja com sonda nasoenteral em calibre adequado • SG10% 500 mL e equipo • Seringa de 20 mL • Pacote de gaze • Lubrificante • Micropore para fixação • Estetoscópio • Tesoura
Etapas do procedimento	1. Higienizar as mãos. 2. Preparar material e ambiente. 3. Paramentar-se adequadamente. 4. Explicar ao paciente/família os benefícios e os objetivos do procedimento. 5. Posicionar o paciente em *fowler* (45°) sem travesseiro. 6. Medir a sonda, da ponta do nariz ao lóbulo da orelha, até o apêndice xifoide e daí mais 30-40 cm, marcando com esparadrapo. 7. Lubrificar a ponta da sonda. 8. Passar a sonda através de uma das narinas, solicitando ao paciente que auxilie (quando possível) deglutindo a sonda quando passar pela faringe. Pode haver náuseas e vômitos; portanto, deve-se deixá-lo repousar alguns minutos. A flexão cervical, nessa tarefa, pode ser útil em pacientes intubados e sedados. 9. Introduzir a sonda até a porção marcada com o esparadrapo. 10. Retirar o fio guia segurando firmemente a sonda próxima ao nariz, para que não saia. 11. Verificar se a sonda está posicionada corretamente no estômago, aspirando o conteúdo gástrico e injetando 20 mL de ar pela sonda. Além disso, com o estetoscópio sobre o epigástrio, auscultar a presença de som estridente. 12. Ajustar a sonda na posição correta e fixá-la com micropore sobre a pele do paciente (região nasal). 13. Identificar a data da sondagem com um pequeno pedaço de esparadrapo.

(continua)

(Quadro 4.3 – conclusão)

Etapas do procedimento	14. Deixar o paciente, preferencialmente, em decúbito lateral direito e manter soro glicosado 10% a 7 gotas por minuto ou a critério médico, a fim de facilitar a migração da sonda ao duodeno. 15. Recolher o material. 16. Retirar as luvas e lavar as mãos. 17. Anotar o procedimento realizado, registrando intercorrências, sinais de resíduos e posicionamento da sonda. O raio X para controle de sonda nasoduodenal pode ser solicitado após 6 horas de passagem da sonda, para confirmar posicionamento.
Pontos importantes a observar	♦ Em caso de remoção acidental, repassar a sonda, se necessário. ♦ Lavar a sonda com 20 mL de água filtrada, se houver obstrução. ♦ Sempre usar equipamentos de proteção individual (EPIs). ♦ Realizar os registros necessários após o procedimento. ♦ Manter o local em ordem. ♦ Sinais de mau posicionamento da sonda: cianose facial e de extremidades; tosse e dificuldade respiratória; dificuldade para injetar ar para teste de ruído no fundo gástrico. Na presença desses sinais, retirar a sonda e tentar a introdução novamente.

Fonte: Elaborado com base em Koch et al., 2004; Prefeitura Municipal de Natal, 2022; Nettina, 2021; Hinkle; Cheever, 2016.

4.4 Estomias

As palavras *ostomia, ostoma, estoma* ou *estomia* são de origem grega. Uma pessoa ostomizada é aquela submetida a uma cirurgia que resultará na confecção de um ostoma, o qual consiste em uma abertura artificial na parede abdominal para exteriorização de um segmento do intestino, que eliminará fezes coletadas em dispositivo aderido ao abdômen (Gemelli; Zago, 2002; Delay, 2007; Hinkle; Cheever, 2016).

A técnica de ostomia consiste na abertura de um órgão oco por meio de ato cirúrgico, formando uma boca, que passa a ter contato com o meio externo ao abdômen para eliminação de secreções, dejetos, fezes e/ou urina (Oliveira et al., 2010; Nettina, 2021).

No quadro seguir, apresentamos os tipos de estomias.

Quadro 4.4 – Tipos de estomias

Estomia respiratória (traqueostomia)	Procedimento cirúrgico da traqueia, realizado com o propósito de estabelecer uma via respiratória, que pode ser definitiva, como acontece nos casos da cirurgia de laringectomia total, ou temporária, muito comum nas pessoas que necessitam de intubação orotraqueal prolongada.
Estomia alimentar	São a gastrostomia e a jejunostomia, realizadas com a finalidade de administrar alimentos (pastosos e/ou líquidos).
Estomia intestinal	São a colostomia e a ileostomia, definidas, respectivamente, como intervenções cirúrgicas realizadas pela abertura de segmento cólico ou ileal na parede abdominal, visando ao desvio do conteúdo fecal para o meio externo.
Estomia urinária	Compreende a urostomia, que é toda forma de drenagem de urina fora dos condutos naturais, envolvendo pelve renal, ureteres, bexiga e uretra (nefrostostomia ou pielostomia, ureterostomia, cistostomia, vesicostomia, conforme a situação).

Fonte: Elaborado com base em Inca, 2018; Nettina, 2021.

4.4.1 Cuidados com estomias

Os seguintes cuidados devem ser tomados em casos de estomias (Nettina, 2021):

- No pré-operatório, a enfermeira deve explicar ao paciente a cirurgia que ele realizará e o que é um estoma, mostrar uma bolsa de colostomia/ileostomia ou urostomia e conversar sobre os principais cuidados, como esvaziamento, limpeza e troca.

- Após a cirurgia, a equipe de enfermagem deve se certificar quando o paciente tem condições clínicas de iniciar o manuseio da bolsa.
- Deve-se ensinar, primeiramente, o paciente/família a esvaziar a bolsa. O ideal é que, nas colostomias, a bolsa seja esvaziada quando estiver com 2/3 de sua capacidade; nas ileostomias e nas urostomias, com 1/3 de sua capacidade, para que não apresente descolamento precoce.
- Deve-se abrir e fechar o clampe da bolsa com o paciente, permitindo que ele faça isso pelo menos uma vez sozinho.
- O conteúdo da bolsa deve ser esvaziado diretamente no vaso sanitário ou, se for mais fácil, em uma bacia ou comadre apoiada na pia.
- Caso ainda fiquem muitos resíduos dentro da bolsa, deve-se orientar o paciente a lavá-la com o auxílio de uma garrafinha de água.
- Quando o paciente e/ou cuidador já estiver esvaziando a bolsa de colostomia/ileostomia ou urostomia, é o momento de ensiná-lo a trocar a bolsa. Essa troca deve ser realizada quando a bolsa estiver infiltrada, descolando ou vazando.
- Deve-se orientar o paciente para que realize a troca da bolsa coletora, no caso de estomia intestinal, preferencialmente antes das refeições ou duas horas após. É importante explicar que a remoção da bolsa também é facilitada se for feita durante o banho.
- Deve-se orientar o paciente a limpar a pele periestomal e o estoma com água e sabonete neutro, sem esfregar com força e sem fazer uso de esponjas ásperas. A pele periestomal deve ser secada com um pano macio.

- No momento da troca, deve-se orientar o paciente ou a família a realizar sempre a inspeção do estoma. É preciso explicar que o estoma normal deve ser de cor rosa brilhante e úmido. É preciso atentar para a presença de necrose, sangramentos e prolapso do estoma.
- Após a higiene do estoma e da pele periestomal, deve-se medir o estoma. Caso seja redondo, é possível utilizar o medidor que vem junto com as bolsas; se for mais oval, pode-se fazer um molde com algum plástico transparente e transferir o desenho do molde para a placa de recorte da bolsa; se for retraído ou plano, indica-se bolsa convexa com cinto.
- Deve-se recortar o equipamento do tamanho do estoma, sem deixar espaço sobrando que possa ficar em contato com fezes ou urina.

O enfermeiro deve preencher a avaliação técnica de enfermagem (disponível no *site* do portal da Secretaria de Saúde do Estado), que precisa ser encaminhada para a secretaria do município do paciente juntamente com a folha de laudo médico também preenchida. Além disso, deve-se entregar ao paciente ou à família o fôlder de orientações para o autocuidado de pessoas estomizadas.

4.5 Lavagem ou preparo intestinal

A lavagem intestinal tem por objetivo promover alívio da distensão abdominal, da flatulência e da constipação, por isso é importante no preparo do paciente para cirurgias, tratamentos e exames (Prado; Gelbcke, 2013; Prefeitura Municipal de Ribeirão Preto, 2020b).

Quadro 4.5 – Lavagem ou preparo intestinal

Materiais necessários	• Luvas de procedimento • Bandeja • Frasco com solução glicerinada padronizada, conforme prescrição médica • Sonda retal própria, que vem com o frasco de solução • Solução hidrossolúvel • Compressa de gaze • Comadre • Lençol impermeável • Toalha de banho ou camisola • Papel higiênico • Equipamentos de proteção individual (EPIs)
Etapas do procedimento	1. Higienizar as mãos. 2. Certificar-se da solução prescrita e do volume. 3. Reunir todo o material necessário. 4. Levar o material próximo ao paciente. 5. Explicar o procedimento ao paciente. 6. Proteger a unidade com biombo ou fechar a porta. 7. Calçar as luvas de procedimento. 8. Cobrir o paciente, expondo somente a área retal. 9. Se possível, colocar o paciente na posição Sims (decúbito lateral esquerdo com a perna direita fletida por cima da perna esquerda). 10. Conectar o frasco de solução à sonda retal. 11. Colocar um pouco do gel lubrificante em uma gaze e aplicar na ponta da sonda (cerca de 5 cm). 12. Com a mão não dominante, afastar a prega intraglútea. 13. Com a mão dominante, clampear a sonda e introduzi-la cuidadosamente no reto (em adolescentes e adultos, de 7,5 a 10 cm; em crianças, de 5 a 7,5 cm; em bebês, de 2,5 a 3,75 cm). 14. Com a mão não dominante, fechar a prega intraglútea. 15. Apertar o frasco até que permita a entrada de todo o líquido prescrito pela sonda retal. 16. Após administrado todo o líquido prescrito, manter a prega intraglútea fechada e retirar cuidadosamente a sonda retal.

(continua)

(Quadro 4.5 – conclusão)

Etapas do procedimento	17. Deixar o paciente na posição por 10 a 15 minutos, se possível, ou pelo tempo máximo que conseguir. 18. Colocar a comadre ou encaminhá-lo ao banheiro. 19. Higienizar o paciente após a evacuação ou fornecer o material para que ele faça a higienização íntima. 20. Observar as características das fezes, como quantidade, coloração, consistência e presença de melena. 21. Recolher todo o material e levar ao expurgo. 22. Retirar as luvas de procedimento. 23. Deixar a unidade do paciente em ordem. 24. Colocar o paciente em posição confortável. 25. Higienizar as mãos. 26. Documentar o tipo de procedimento realizado, volume e resultados.

Fonte: Elaborado com base em Prefeitura Municipal de Ribeirão Preto, 2020b; Nettina, 2021; Hinkle; Cheever, 2016.

Terminologias afins

- Anorexia: perda de apetite.
- Afagia: impossibilidade de deglutir.
- Azia: sensação de ardor estomacal, eructação azeda e ácida.
- Bilioso: referente à bile.
- Bulimia: fome exagerada.
- Cólica: dor espasmódica.
- Colostomia: abertura artificial para saída de fezes no nível de colo.
- Constipação: demora anormal na passagem das fezes.
- Coprólito: massa endurecida de matéria fecal nos intestinos.
- Desidratação: perda exagerada de líquido no organismo.
- Diarreia: evacuações frequentes e líquidas.

- Disfagia: dificuldade de deglutir.
- Distensão: estiramento de alguma fibra muscular, entumecimento ou expansão.
- Êmese: ato de vomitar.
- Enema: clister, lavagem, introdução de líquidos no reto.
- Enteralgia: dor intestinal.
- Eventração: saída total ou parcial de vísceras na parede abdominal, mas a pele contínua íntegra.
- Evisceração: saída das vísceras de sua situação normal.
- Flatulência: distensão do intestino pelo acúmulo de fezes e gases.
- Flatos: gases.
- Gastralgia: dor de estômago.
- Halitose: mau hálito.
- Hematêmese: vômito com sangue.
- Hiperêmese: vômitos excessivos ou incoercíveis.
- Inapetência: anorexia.
- Melena: fezes escuras e brilhantes com presença de sangue.
- Náuseas: desconforto gástrico com impulsão para vomitar.
- Pirose: sensação de ardência do estômago à garganta.
- Plenitude gástrica: sensação de estômago cheio.
- Polidipsia: sede excessiva.
- Regurgitação: volta de comida do estômago à boca.
- Sialorreia: salivação excessiva.
- Sialosquiese: salivação deficiente (boca seca).

Fonte: Elaborado com base em Koch et al., 2004; Lima, 2000.

Síntese

Ao finalizarmos este quarto capítulo, devemos ressaltar o mais importante em qualquer procedimento: o paciente é uma pessoa, portanto merece respeito e ser tratado com dignidade. Abordamos as estomias, com técnicas e procedimentos que conferem ao paciente o tratamento adequado para a recuperação de sua saúde. Como profissionais competentes, os profissionais de enfermagem devem respeitar todas as etapas de um procedimento, sempre com o objetivo de garantir a segurança do paciente.

Questões para revisão

1. Cateterismo nasogástrico é um procedimento de enfermagem que facilita alguns tratamentos de agravos digestórios. Qual é o objetivo desse procedimento?
   a) Fazer drenagem gástrica.
   b) Administrar alimentação e medicação.
   c) Realizar lavagem gástrica.
   d) Todas as alternativas estão corretas.
   e) Nenhuma alternativa está correta.

2. O procedimento de cateterismo nasogástrico é muito importante em algumas situações, como envenenamento. Qual profissional da equipe de enfermagem deve realizar o procedimento?
   a) Enfermeiro.
   b) Técnico de enfermagem.
   c) Auxiliar de enfermagem.
   d) Todas as alternativas estão corretas.
   e) Nenhuma alternativa está correta.

3. Marque a alternativa correta sobre glicemia capilar:
   a) A verificação da glicemia capilar tem por objetivo obter amostra de sangue capilar.
   b) A glicemia capilar demonstra os níveis de glicose no sangue.
   c) Para se verificar a glicemia capilar, é necessário o uso de um aparelho chamado *glicosímetro*.
   d) Todas as alternativas estão corretas.
   e) Nenhuma alternativa está correta.

4. O cateterismo nasoenteral é a passagem de uma sonda pelas fossas nasais, geralmente até o jejuno. Qual é a finalidade desse procedimento?

5. A técnica de ostomia consiste na abertura de um órgão oco por meio de ato cirúrgico, formando uma boca, que passa a ter contato com o meio externo ao abdômen. Qual é a finalidade dessa técnica?

Questões para reflexão

1. No procedimento de cateterismo nasogástrico, há alguns pontos a serem observados, como cianose e tosse. Nesse caso, o que você faria se estivesse passando uma sonda nasogástrica e observasse alguma dessas situações?

2. A verificação da glicemia capilar tem por objetivo a obtenção de amostra de sangue capilar para a mensuração dos níveis de glicose sanguínea, com o uso do glicosímetro. Depois de realizar o exame de glicemia capilar no paciente e verificar que o resultado foi muito alto para o esperado, o que você, como profissional de enfermagem, faria nessa situação?

3. Uma pessoa ostomizada é aquela submetida a uma cirurgia que resultará na confecção de um ostoma, o qual consiste em uma abertura artificial na parede abdominal para exteriorização de um segmento do intestino, que eliminará fezes coletadas em dispositivo aderido ao abdômen. Descreva como é realizado um estoma.

Capítulo 5
Cuidados de enfermagem nas alterações urinárias

Conteúdos do capítulo:

- Alterações urinárias.

Após o estudo deste capítulo, você será capaz de:

1. realizar procedimentos técnicos de enfermagem para o tratamento de alterações urinárias, com os objetivos de proporcionar alívio e melhora no quadro e de prevenir complicações.

Neste capítulo, apresentaremos técnicas e procedimentos indicados para alterações urinárias, como cateterismo vesical, urostomia e controle de diurese.

5.1 Cateterismo vesical

O cateterismo vesical é um procedimento estéril que consiste na introdução de uma sonda até a bexiga, por meio da uretra, para facilitar a drenagem da urina ou instilar medicação ou líquido, com tempo de permanência longo (pode variar de dias a meses), determinado pelo médico (Prado et al., 2013; Nettina, 2021).

Figura 5.1 – Cateterismo vesical

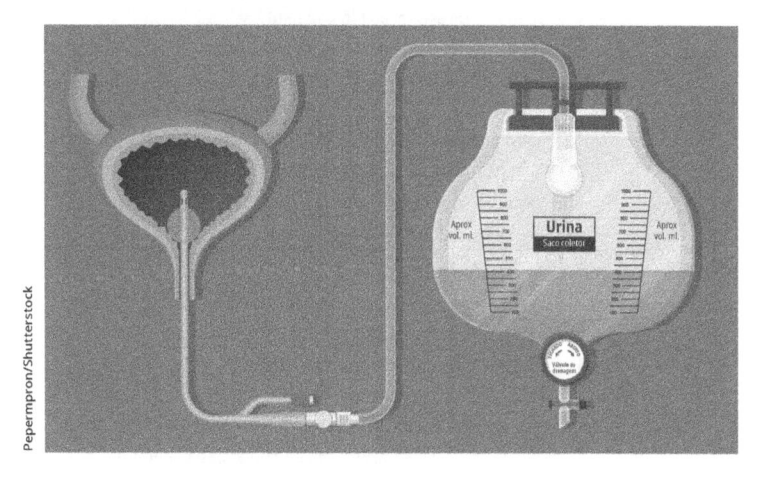

Pepermpron/Shutterstock

5.1.1 Cateterismo vesical de demora

O cateterismo vesical de demora tem por objetivo facilitar a drenagem da urina, realizar rigoroso controle de diurese, instilar medicação ou líquido/irrigação vesical, com tempo de permanência longo (pode variar de dias a meses), determinado pela prescrição médica (Potter; Perry, 2018; Hinkle; Cheever, 2016).

Quadro 5.1 – Cateterismo vesical de demora

Materiais necessários	• 1 par de luvas estéreis • 1 par de luvas de procedimento • 1 sonda vesical com duas ou três vias de calibre adequado • Xilocaína em gel • 2 pacotes de gaze • 1 seringa de 20 mL (deve ter ponta para encaixar no dispositivo de preenchimento do balonete da sonda) • 1 seringa de 10 mL (deve ter ponta para introduzir no meato uretral, xilocaína em gel, em caso de paciente do sexo masculino) • 2 ampolas de água destilada de 10 mL • 1 agulha de aspiração (40 x 12 mm) • 1 bolsa coletora de urina (sistema fechado) • Esparadrapo/micropore • Solução antisséptica aquosa (clorexidina aquosa 0,2%) • Saco ou lixeira para descarte de material biológico • Equipamentos de proteção individual (EPIs) – máscara, toca, óculos de proteção • Biombo
Etapas do procedimento	1. Lavar as mãos. 2. Reunir o material e levar até o paciente. 3. Conferir o paciente pela pulseira de identificação. 4. Explicar o procedimento ao paciente. 5. Promover um ambiente iluminado e privativo com biombo. 6. Calçar luvas de procedimento. 7. Posicionar o paciente em decúbito dorsal, colocando-o em posição ginecológica (se feminino) ou em semi-*fowler* (se masculino).

(continua)

(Quadro 5.1 – continuação)

| Etapas do procedimento | 8. Fazer a higienização íntima.
9. Retirar as luvas de procedimento.
10. Higienizar as mãos novamente.
11. Organizar o material sobre uma mesa ou local disponível.
12. Abrir os materiais sobre um campo estéril (sonda, gazes, seringas), acrescentando uma quantidade suficiente de clorexidina aquosa 0,2%, uma porção de xilocaína em gel (depois de descartar o primeiro jato, para lubrificação da sonda, caso seja paciente do sexo feminino) e 10 mL de xilocaína em gel em seringa estéril (para instilação na uretra, em caso de paciente masculino).
13. Calçar as luvas estéreis.
14. Testar o balonete.
15. Conectar a bolsa coletora à extremidade da sonda.
16. No caso de paciente **feminino**, separar os grandes e pequenos lábios com a mão não dominante e realizar a antissepsia do meato urinário, no sentido anteroposterior em movimento único. No caso de paciente **masculino**, segurar a base do corpo do pênis com a mão não dominante, afastando o prepúcio e exteriorizando a glande, e realizar com a mão dominante a antissepsia do meato urinário, com movimento único e circular.
17. Substituir as luvas estéreis.
18. Colocar o campo fenestrado de maneira a permitir a visualização do meato uretral.
19. Caso o paciente seja do sexo **feminino**, realizar a lubrificação da extremidade da sonda com xilocaína. Caso seja do sexo **masculino**, fazer a instilação da xilocaína no meato uretral com a seringa de 10mL.
20. Introduzir a sonda no meato uretral do paciente até retornar urina. Considera-se seguro introduzi-la até a bifurcação, a fim de evitar inflar o balonete no canal uretral (isso pode causar lesão), pois deve ser inflado no interior da bexiga urinária.
21. Inflar o balonete com 20 mL de água destilada e tracionar a sonda para verificar se está fixa na bexiga.
22. Retirar o campo fenestrado.
23. Conectar a bolsa coletora.
24. Fixar o corpo da sonda na parte interna da coxa da paciente (se paciente feminino) ou na região suprapúbica ou na porção superior da coxa (se paciente masculino), tendo o cuidado de não deixar tracionada. |

(Quadro 5.1 – conclusão)

Etapas do procedimento	25. Pendurar a bolsa coletora na lateral do leito. 26. Colocar identificação na bolsa coletora com calibre da sonda, data da instalação, data da troca e nome do profissional que realizou o procedimento. 27. Observar o volume drenado e as características da urina. 28. Recolher o material, providenciando o descarte e o armazenamento adequado. 29. Lavar as mãos novamente. 30. Registrar o procedimento no prontuário e/ou folha de observação complementar do paciente.

Fonte: Elaborado com base em Hinkle; Cheever, 2016; Prefeitura Municipal de Natal, 2022; Nettina, 2021.

5.1.2 Cateterismo vesical de alívio

O cateterismo vesical de alívio visa facilitar a eliminação da urina, aliviando a obstrução urinária temporária, para realizar o pré-operatório de algumas cirurgias/exames e proporcionar conforto e bem-estar ao paciente (Koch et al., 2004; Hinkle; Cheever, 2016).

Figura 5.2 – Cateter vesical

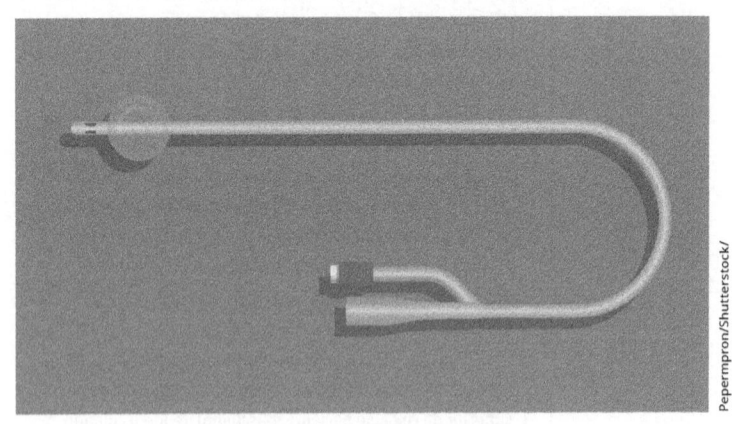

Pepermpron/Shutterstock/

Figura 5.3 – Cateterismo vesical de alívio

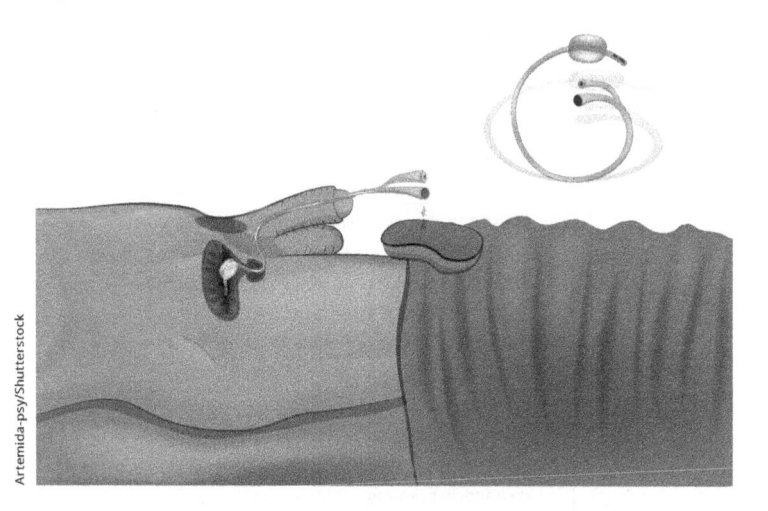

Quadro 5.2 – Cateterismo vesical de alívio

Materiais necessários	• 1 par de luvas estéreis • 1 par de luvas de procedimento • 1 sonda uretral de calibre adequado • Xilocaína em gel • 2 pacotes de gaze • Clorexidina aquosa 2% e degermante • Frasco graduado • Saco ou lixeira para descarte de material biológico • Equipamentos de proteção individual (EPIs) – máscara, gorro, óculos de proteção • Biombo
Etapas do procedimento	1. Lavar as mãos. 2. Reunir o material e levar até o paciente. 3. Conferir o nome do paciente pela pulseira de identificação. 4. Explicar o procedimento ao paciente. 5. Promover um ambiente iluminado e privativo, com o uso de biombo. 6. Calçar luvas de procedimento.

(continua)

(Quadro 5.2 – conclusão)

Etapas do procedimento	
	7. Posicionar o paciente em decúbito dorsal, colocando-o em posição ginecológica (se feminino) ou em semi-*fowler* (se masculino).
	8. Fazer a higienização íntima.
	9. Retirar as luvas de procedimento.
	10. Higienizar as mãos novamente.
	11. Organizar o material sobre uma mesa ou local disponível.
	12. Abrir os materiais sobre um campo estéril (sonda e gazes), acrescentando uma quantidade suficiente de clorexidina aquosa 0,2% e uma porção de xilocaína em gel (depois de descartar o primeiro jato, para a lubrificação da sonda).
	13. Calçar as luvas estéreis.
	14. No caso de paciente **feminino**, separar os grandes e pequenos lábios com a mão não dominante e realizar a antissepsia do meato urinário, no sentido anteroposterior em movimento único. No caso de paciente **masculino**, segurar na base do corpo do pênis com a mão não dominante, afastando o prepúcio e exteriorizando a glande, e realizar com a mão dominante a antissepsia do meato urinário, com movimento único e circular.
	15. Substituir as luvas estéreis.
	16. Colocar o campo fenestrado de maneira a permitir a visualização do meato uretral.
	17. Introduzir a sonda no meato uretral do paciente até retornar urina no frasco graduado.
	18. Retirar a sonda, quando parar de drenar a urina, clampeando-a com a ponta de um dos dedos e puxando-a da bexiga, liberando a urina restante no interior do frasco graduado.
	19. Ajudar o paciente a vestir-se, deixando-o confortável.
	20. Verificar o volume drenado.
	21. Recolher o material, providenciando o descarte e o armazenamento adequado dos materiais.
	22. Lavar as mãos novamente.
	23. Registrar o procedimento na evolução de enfermagem do paciente.

Fonte: Elaborado com base em Potter; Perry, 2018; Prefeitura Municipal de Ribeirão Preto, 2020b; Nettina, 2021; Prefeitura Municipal de Natal, 2022.

5.2 Irrigação por sonda vesical de demora

A irrigação por sonda vesical de demora consiste na instalação de solução para lavagem contínua da bexiga.

Figura 5.4 – Sondas vesicais de várias vias

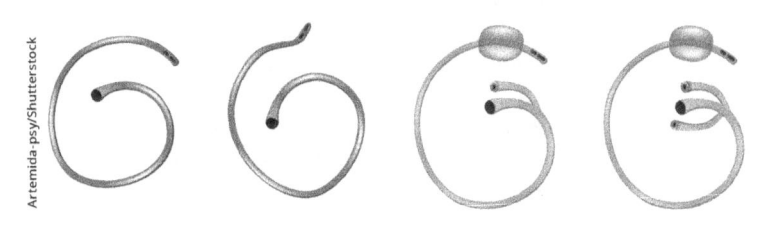

Quadro 5.3 – Irrigação por sonda vesical de demora

Materiais necessários	<ul><li>Bandeja</li><li>Luvas de procedimento</li><li>Máscara</li><li>Óculos de proteção</li><li>Biombo</li><li>Suporte para soro</li><li>Álcool 70%</li><li>Frasco de solução fisiológica 0,9%</li><li>Luva estéril</li><li>Gaze estéril</li><li>Equipo macrogotas</li><li>Cálice graduado</li><li>Impresso para registro</li></ul>

(continua)

(Quadro 5.3 – continuação)

Etapas do procedimento	
	1. Confirmar o paciente e o procedimento a ser realizado verificando a pulseira de identificação e a prescrição médica.
2. Explicar o procedimento ao paciente e verificar se ele tem a sonda vesical de demora de três vias.
3. Reunir o material e levar ao quarto do paciente.
4. Posicionar o biombo e fechar a porta do quarto.
5. Higienizar as mãos e colocar as luvas de procedimento.
6. Esvaziar o saco coletor de urina, desprezando-a no cálice graduado.
7. Higienizar as mãos.
8. Posicionar o frasco de solução salina 0,9% em temperatura ambiente no suporte de soro.
9. Abrir o pacote de gazes e colocar álcool 70%.
10. Higienizar as mãos e colocar as luvas estéreis.
11. Fazer a desinfecção da conexão entre a terceira via da sonda e sua tampa de oclusão, com as gazes embebidas em álcool 70%.
12. Após a desinfecção, desconectar a tampa de oclusão da terceira via da sonda e conectar o equipo macrogotas. O equipo deve ser trocado a cada 72 horas.
13. Controlar o gotejamento.
14. A troca do frasco de solução salina 0,9% deve ser feita antes do término do frasco anterior, para evitar obstrução de sonda.
15. Posicionar a bolsa coletora de urina abaixo do nível da bexiga do paciente e sem contato com o chão.
16. Atentar para os sinais de obstrução, como distensão abdominal, dor e não drenagem na bolsa coletora. Comunicar ao médico, realizar medidas para desobstrução (enfermeiro) e registrar o ocorrido.
17. Retirar as luvas estéreis.
18. Higienizar as mãos e calçar as luvas de procedimento.
19. Retirar o material do quarto e encaminhar para o expurgo. Desprezar os resíduos em local apropriado.
20. Lavar a bandeja com água e sabão, secar com papel-toalha e passar álcool 70%.
21. Retirar as luvas de procedimento e descartar em lixo infectante.
22. Higienizar as mãos.
23. Conferir a prescrição médica.

(Quadro 5.3 – conclusão)

Etapas do procedimento	24. Anotar o procedimento informando: data e hora; motivo do procedimento; aspecto da área a ser tratada; solução utilizada; presença e caracterização de fétido e/ou secreção na solução drenada; queixas do paciente; intercorrências e providências adotadas; nome completo e Coren. 25. Registrar o volume instalado na folha de controle de irrigação vesical. Anotar o nome completo e o Coren. 26. Desprezar a urina da bolsa coletora quando o volume estiver com, no máximo, 2/3 da capacidade total, a fim de evitar o refluxo urinário.

Fonte: Elaborado com base em Potter; Perry, 2018; Hinkle; Cheever, 2016; Nettina, 2021; Prefeitura Municipal de Natal, 2022.

5.3 Instalação de uropen

A instalação de uropen visa controlar a diurese em pacientes do sexo masculino com incontinência ou com alteração do nível de consciência.

Figura 5.5 – Uropen

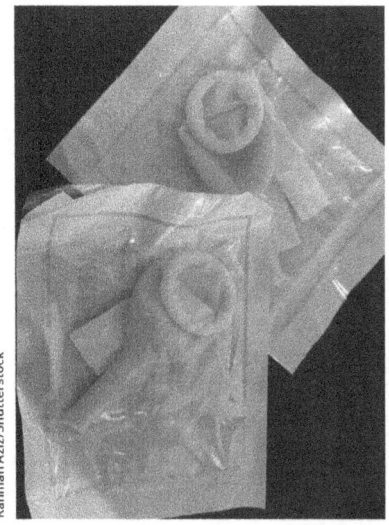

Rahman Aziz/Shutterstock

Quadro 5.4 – Instalação de uropen

Materiais necessários	◆ Bacia com água e sabão ◆ Kit para tricotomia, se necessário ◆ Papel-toalha ◆ Luvas de procedimentos ◆ Sabonete líquido ◆ Solução de preparação da pele (clorexidina degermante 2%) ◆ Micropore ◆ Biombo ◆ Bolsa coletora de sistema aberto ◆ Dispositivo urinário uropen ◆ Mesa auxiliar
Etapas do procedimento	1. Higienizar as mãos. 2. Reunir o material necessário. 3. Levar o material até a unidade do paciente e colocar sobre a mesa auxiliar. 4. Identificar o paciente e/ou acompanhante. 5. Conferir o nome do paciente (pulseira de identificação). 6. Explicar o procedimento ao paciente e/ou acompanhante. 7. Promover a privacidade do paciente com biombo. 8. Calçar as luvas de procedimentos. 9. Avaliar a condição do pênis do paciente. 10. Medir o diâmetro do pênis no estado flácido com a guia de medição do fabricante. 11. Realizar tricotomia no local de fixação do dispositivo, caso necessário. 12. Realizar higiene íntima perineal. 13. Secar completamente o local antes de aplicar o dispositivo. 14. Aplicar o dispositivo (com a mão não dominante, segurar o corpo do pênis; com a mão dominante, segurar a bainha do preservativo enrolada na ponta do pênis e deslizar delicadamente ao longo deste). 15. Deixar um espaço de 2,5 a 5 cm entre a ponta do pênis e a extremidade do preservativo. 16. Fixar a fita microporosa hipoalergênica na base do pênis. 17. Fixar a camisinha do dispositivo sobre a fita microporosa hipoalergênica com esparadrapo. 18. Não garrotear o pênis do paciente.

(continua)

(Quadro 5.4 – conclusão)

Etapas do procedimento	19. Adaptar a extensão do coletor no dispositivo urinário e fixar na coxa do paciente. 20. Atentar para lesão de pele decorrente do uso de fita adesiva. 21. Deixar o paciente confortável no leito. 22. Desprezar o material utilizado em local adequado. 23. Retirar luvas de procedimentos. 24. Higienizar as mãos após o procedimento. 25. Manter o ambiente limpo e organizado. 26. Registrar a realização do procedimento no prontuário do paciente. 27. A troca do dispositivo deve ser realizada diariamente ou quando necessário.

Fonte: Elaborado com base em Hinkle; Cheever, 2016; Nettina, 2021; Prefeitura Municipal de Ribeirão Preto, 2020b.

5.4 Cuidados com urostomia (estoma urinário)

A finalidade de tais cuidados é a higienização do estoma e do sistema coletor, a prevenção de lesões na pele periestomal e a avaliação do estoma.

Figura 5.6 – Urostomia

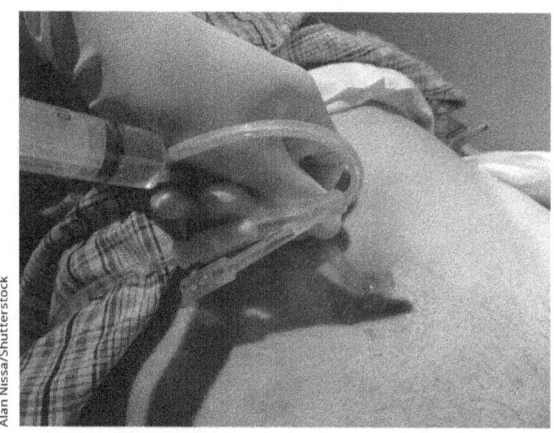

Alan Nissa/Shutterstock

Quadro 5.5 – Cuidados com urostomia

Materiais necessários	• Bandeja • Luva de procedimento • Gaze • Solução salina 0,9% • Bolsa de urostomia • Sistema coletor fechado • Medidor de estoma • Tesoura curva, de ponta romba • Pasta adesiva para auxiliar na fixação da bolsa (utilizar apenas se a pele estiver íntegra)
Etapas do procedimento	1. Separar todo o material e acondicioná-lo na bandeja, mantendo-o próximo ao paciente. 2. Higienizar as mãos. 3. Manter o paciente em posição confortável, de preferência deitado em posição supina. 4. Colocar um campo de proteção abaixo da região em que será trocada a bolsa, para proteção da roupa do paciente. 5. Explicar ao paciente o procedimento a ser realizado. 6. Calçar as luvas de procedimento. 7. Retirar o dispositivo coletor com solução salina 0,9%. 8. Descartar a bolsa em local próprio para resíduos biológicos. 9. Limpar o estoma e a região periestomal com solução salina 0,9%, observando as condições da pele e do estoma. 10. Secar a pele com gaze, sem friccionar. 11. Manter uma gaze sobre o estoma para evitar a drenagem na pele já limpa. 12. Medir o estoma com o medidor (em caso de estoma irregular, fazer molde). 13. Traçar o molde no verso da placa. 14. Recortar a base de resina do dispositivo e friccionar com o dedo toda a base recortada, corrigindo as irregularidades. 15. Retirar o papel protetor da base. 16. Colocar a pasta adesiva na base recortada e, se necessário, preencher os espaços vazios na região periestomal. 17. Aderir a base de resina na pele e pressionar toda a extensão da base de resina para obter maior aderência. 18. Conectar o coletor fechado.

(continua)

(Quadro 5.5 – conclusão)

Etapas do procedimento	19. Após a troca da bolsa, orientar o paciente a permanecer em repouso de 15 a 20 minutos, evitando abaixar-se ou sentar-se, para que a bolsa tenha melhor aderência, a fim de que o coletor não descole. 20. Recolher o material utilizado. 21. Retirar as luvas. 22. Lavar as mãos. 23. Registrar o procedimento realizado em prontuário, assim como volume, aspecto e coloração da diurese.

Fonte: Elaborado com base em Potter; Perry, 2018; Nettina, 2021.

5.5 Controle de diurese

O controle de diurese consiste em avaliar a função renal e as condições hemodinâmicas do paciente. É um procedimento que auxilia no diagnóstico de doenças específicas.

Figura 5.7 – Bolsa coletora de sistema fechado para urina

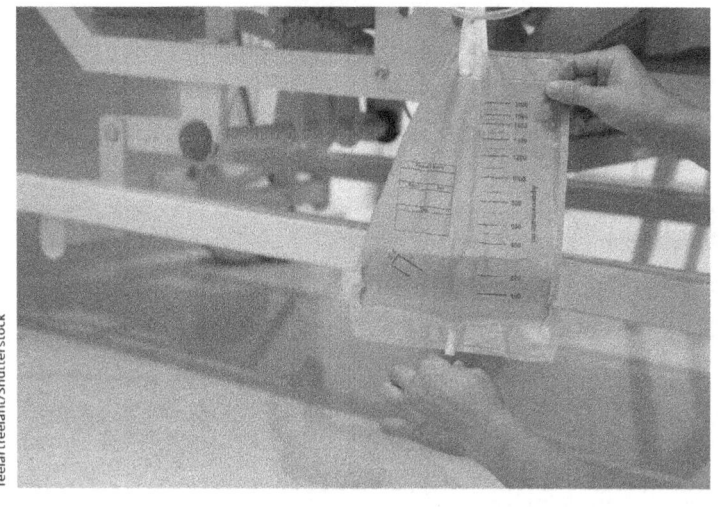

feelartfeelant/Shutterstock

Quadro 5.6 – Cuidados com urostomia

Materiais necessários	<ul><li>Luvas de procedimento</li><li>Frasco graduado</li><li>Comadre ou papagaio</li><li>Etiqueta do cliente</li></ul>
Etapas do procedimento	1. Observar a prescrição de enfermagem para os horários de realização de controle de diurese. 2. Preparar o material. 3. Lavar as mãos. 4. Orientar o paciente e familiares quanto ao procedimento. 5. Identificar o frasco graduado com a etiqueta do paciente, trocando-o diariamente. 6. Calçar as luvas. 7. Solicitar que o paciente urine na comadre ou papagaio. 8. Armazenar o volume urinário no frasco graduado. Caso o paciente esteja com sonda vesical de demora, nefrostomia ou cistostomia, esvaziar as bolsas coletoras dentro do frasco graduado. 9. Deixar o paciente confortável e com a campainha ao seu alcance. 10. Deixar o ambiente limpo e em ordem. 11. Anotar o volume do débito na folha de anotações complementares e na folha de controle de sinais e drenagens.

Fonte: Elaborado com base em Prefeitura Municipal de Ribeirão Preto, 2020b; Nettina, 2021; Prefeitura Municipal de Natal, 2022.

Terminologias afins

- Anúria: ausência de eliminação urinária.
- Colúria: presença de bilirrubina ou bílis na urina.
- Disúria: desconforto ao urinar.
- Diurese: volume de urina coletado.
- Enurese: incontinência urinária.
- Hematúria: presença de sangue na urina.
- Micção: ato de urinar.

- Nictúria: micção frequente à noite.
- Oligúria: deficiência de eliminação urinária, diminuição.
- Piúria: presença de pus na urina.
- Polaciúria: eliminação frequente de urina.
- Poliúria: eliminação excessiva de urina.
- Retenção urinária: incapacidade de eliminar a urina.

Fonte: Elaborado com base em Potter; Perry, 2018.

Síntese

Neste quinto capítulo, abordamos os procedimentos ligados a disfunções urinárias, de modo que você possa reconhecer todas as etapas importantes de cada técnica, garantindo a segurança do paciente e a qualidade da assistência.

Questões para revisão

1. Alterações urinárias são acompanhadas de muitas incapacidades funcionais para a pessoa. Entre as alternativas terapêuticas, podemos apontar o cateterismo vesical. A esse respeito, analise as assertivas a seguir:

    I) O cateterismo vesical é um procedimento estéril que consiste na introdução de uma sonda até a bexiga, por meio da uretra, para facilitar a drenagem da urina ou instilar medicação ou líquido, com tempo de permanência longo.

    II) O cateterismo vesical de demora tem por objetivo facilitar a drenagem da urina, realizar rigoroso controle de diurese, instilar medicação ou líquido/irrigação vesical, com tempo de permanência longo (pode variar de dias a meses), determinado pela prescrição médica.

III) O cateterismo vesical de alívio busca facilitar a eliminação da urina, aliviando a obstrução urinária temporária, para realizar o pré-operatório de algumas cirurgias/exames e proporcionar conforto e bem-estar ao paciente.

Agora, marque a alternativa que indica as assertivas corretas:

a) I.
b) II.
c) III.
d) I, II e III.
e) I e III.

2. A irrigação por sonda vesical de demora consiste na instalação de solução para lavagem contínua da bexiga. Marque a alternativa correta:
   a) O procedimento é realizado com um cateter urinário inserido nos rins.
   b) O procedimento necessita de um cateter urinário inserido na uretra.
   c) O procedimento requer um cateter urinário de três vias.
   d) Todas as alternativas estão corretas.
   e) Nenhuma alternativa está correta.

3. A instalação de uropen visa controlar a diurese em pacientes com incontinência ou com alteração do nível de consciência. Marque a alternativa correta:
   a) É uma estratégia que controla a diurese em mulheres com incontinência intestinal.
   b) É utilizado em pacientes masculinos com incontinência urinária ou alteração do nível de consciência.

c) Pode ser utilizado tanto em homens como em mulheres com incontinência urinária.
d) Todas as alternativas estão corretas.
e) Nenhuma alternativa está correta.

4. O cateterismo vesical é um procedimento estéril que consiste na introdução de uma sonda até a bexiga, por meio da uretra, para facilitar a drenagem da urina ou instilar medicação ou líquido, com tempo de permanência longo (pode variar de dias a meses), determinado pelo médico. Por que o cateterismo vesical é considerado um procedimento estéril?

5. Por que é importante realizar o controle de diurese?

Questões para reflexão

1. Cateterismo vesical de demora e cateterismo vesical de alívio são a mesma coisa? Justifique sua resposta.

2. Por que devemos optar por uropen em vez de cateterismo vesical de demora para o paciente com incontinência urinária?

3. A enfermagem tem uma preocupação muito grande com os cuidados com urostomias. Existem objetivos que devem ser atingidos durante o cuidado com estomas. Descreva quais são esses objetivos.

Capítulo 6
Cuidados de enfermagem com a pele e pacientes portadores de feridas

Conteúdos do capítulo:

- Cuidados com a pele.

Após o estudo deste capítulo, você será capaz de:

1. prestar cuidado preventivo relativo a lesões de pele para prevenção de agravos e no caso de lesões já instaladas.

O cuidado com a pele é muito importante na assistência aos pacientes portadores de feridas. Portanto, neste capítulo, trataremos do cuidado preventivo relativo a lesões de pele, como promoção de saúde, prevenção de agravos e cuidados com lesões.

6.1 Cuidados com a pele do paciente

A pele é o nosso maior órgão, envolve o corpo e exerce diversas funções: regulação térmica, controle do fluxo sanguíneo, proteção contra diversos agentes do meio ambiente e funções sensoriais (calor, frio, pressão, dor e tato). A pele é um órgão vital e, sem ela, a sobrevivência seria impossível (Petters, 2012; Hinkle; Cheever, 2016).

6.1.1 Como cuidar da pele

Para iniciar os cuidados com a pele, é interessante observar o mais óbvio, que é a higiene. O banho diário deve ser realizado, de aspersão ou de banheira, com o auxílio de cadeira de banho, barras no banheiro ou outros acessórios que ajudam nesse processo e trazem segurança ao procedimento (Nettina, 2021).

É preciso, ainda, implementar cuidados diários com a pele para se obter a saúde global. Deve-se observar a pele, em especial as áreas que sofrem maior pressão; manter a pele seca, principalmente em regiões quentes e/ou úmidas, como as axilas (embaixo dos braços), a virilha (no meio das pernas) e dobras (Inca, 2022).

Também é necessário atentar para a temperatura da água antes de iniciar a higiene (Potter; Perry, 2018). Secar bem entre os dedos dos pés, limpar as orelhas apenas na parte externa e não usar hastes com algodão (cotonete, palitos, grampos etc.) são outras recomendações importantes.

Além disso, é fundamental higienizar bem a região genital; observar a presença de lesões ou secreções (corrimento), em especial se a pessoa utiliza fralda; manter a pele sempre hidratada (pode-se usar óleo, de preferência, sem perfume); massagear a pele diariamente, durante o banho ou na hidratação; tomar banho de sol antes das 10 horas e após as 15 horas, por um período de 15 a 30 minutos, se possível, diariamente (Archer, 2005; Nettina, 2021).

6.2 Prevenção de câncer de pele

O câncer de pele refere-se ao crescimento anormal e descontrolado de células na pele. É o tipo de tumor mais incidente na população brasileira; corresponde a cerca de 30% de todos os tumores malignos registrados no país. As estimativas do Instituto Nacional de Câncer José Alencar Gomes da Silva (Inca, 2018) são de 6.260 novos casos por ano (2.920 em homens e 3.340 em mulheres) para câncer de pele do tipo melanoma e de 165.580 novos casos por ano (85.170 em homens e 80.140 em mulheres) para câncer de pele que não é melanoma (Faresin, 2019).

O Inca (2022) sugere que é preciso suspeitar de qualquer mudança persistente na pele, como o aparecimento de um nódulo, uma ferida que não cicatriza em até quatro semanas, uma mancha vermelha ou ferida que sangra ou forma crosta. Diante dessas lesões suspeitas, um especialista deve ser procurado para a confirmação do diagnóstico e tratamento (Nettina, 2021).

As pessoas devem ser sensibilizadas a conhecer seu corpo e estar atentas a quaisquer alterações em sua pele. É necessário evitar a exposição prolongada ao sol entre 10 e 16 horas, além de procurar lugares com sombra. Também é importante usar proteção adequada quando se expuser ao sol – como roupas, bonés ou chapéus de abas largas, óculos escuros com proteção ultravioleta, sombrinhas e barracas – e aplicar na pele, antes da exposição, filtro solar com fator de proteção 15, no mínimo, além de um filtro próprio para os lábios (Inca, 2022).

6.3 Feridas na pele

As feridas ou lesões são definidas como a descontinuidade, ou seja, a ruptura, de um ou mais tecidos, mucosas ou órgãos do corpo. Portanto, as feridas na pele são eventos que afetam a saúde e as funções de forma geral, mas principalmente a camada dérmica (Isaac et al., 2010; Faresin, 2019).

Os tipos mais comuns de lesões de pele serão descritos a seguir.

6.3.1 Lesão traumática de pele

Lesões traumáticas de pele são lesões provocadas acidentalmente por diferentes agentes externos. As queimaduras são exemplos de lesões causadas por traumas, pois acontecem após o contato com uma fonte de calor ou frio, como produtos químicos, corrente elétrica, radiação ou alguns animais e plantas (como larvas, água-viva e urtiga). Ou seja, há um agente externo que provoca a lesão (Brasil, 2019).

Segundo Isaac et al. (2010), as feridas traumáticas podem ser divididas em:

- **lesões mecânicas**: arranhões, cortes e perfurações;
- **lesões físicas**: causadas por calor, frio ou radiação;
- **lesões químicas**: provocadas por produtos químicos, como ácidos, iodo e cosméticos.

De modo geral, para evitar queimaduras e/ou outros tipos de lesões traumáticas, é preciso ter cuidado ao manusear objetos quentes ou pontiagudos e evitar acender velas, fósforo ou fogão próximo a materiais inflamáveis, como álcool em gel. Além disso, é importante investir em proteção para o manuseio de tais produtos, como luvas e botas adequadas (Brasil, 2019; Hinkle; Cheever, 2016).

6.3.2 Lesão ulcerativa da pele

As úlceras são feridas que alteram o formato da pele ou sua função, com tecido desvitalizado (também conhecido como *tecido morto* ou *necrótico*), resultantes de traumas ou doenças que impedem que o sangue chegue aos tecidos (Brasil, 2019; Nettina, 2021).

Assim como as queimaduras, as úlceras podem ser classificadas conforme a causa (cirúrgica ou não cirúrgica), o tempo de reparação (aguda ou crônica), o grau (I, II, III e IV), a extensão (quantas camadas de tecido atinge) ou a profundidade. Entre os tipos mais comuns, destacam-se (Brasil, 2019):

- **Úlceras venosas**: devem-se à insuficiência venosa crônica por varizes primárias, à sequela de trombose profunda, a anomalias valvulares venosas ou a outras causas que interferem no retorno do sangue venoso.

- **Úlceras arteriais:** decorrem da perfusão tecidual inadequada (lesão isquêmica) devida a um bloqueio total ou parcial do fornecimento de sangue arterial para o membro afetado.
- **Úlceras hipertensivas:** são uma complicação da hipertensão arterial sistêmica e têm predominância em mulheres; são de origem isquêmica e extremamente dolorosas.
- **Úlceras de pressão:** são mais frequentes em pacientes que passam longos períodos acamados e em uma mesma posição (Nettina, 2021).
- **Úlceras neurotróficas:** são resultantes de doenças já existentes que afetam o sistema nervoso, como diabetes mellitus e alcoolismo (Nettina, 2021).

Cada tipo de úlcera tem um modo de prevenção, mas existem alguns cuidados gerais que ajudam a evitar o aparecimento das úlceras: manter a pele hidratada e lubrificada, praticar atividades físicas que fortaleçam os músculos e fazer massagens para melhorar a circulação sanguínea (Hinkle; Cheever, 2016).

Além disso, é preciso analisar os potenciais agressores, como pregos e objetos pontiagudos, e verificar a ocorrência de lesões, hematomas, bolhas e fissuras na pele. Deve-se, ainda, evitar álcool e tabaco (Stacciarini; Cunha, 2014; Potter; Perry, 2018).

6.3.3 Ferida cirúrgica

A ferida cirúrgica é um tipo de ferida intencional, sendo causada por uma intervenção cirúrgica. Nesse caso, pode ser:

- **Ferida por incisão:** ocorre quando há perda de tecidos no local de lesão e as bordas são aproximadas por pontos.

- **Ferida por excisão**: forma-se quando há a remoção de uma área delimitada de pele (por exemplo, área usada para enxerto).
- **Ferida por punção**: resulta de procedimentos para diagnóstico, como cateterismo cardíaco e biópsia.

É importante destacar que as feridas, assim como descrito anteriormente ao tratarmos das úlceras, também podem ser classificadas de acordo com o **conteúdo microbiano**, ou seja, o médico analisa a lesão e verifica se há ou não contaminação/infecção causada por bactérias no local (Potter; Perry, 2018; Nettina, 2021).

As feridas podem, ainda, ser avaliadas quanto ao **tipo de cicatrização** (primeira, segunda ou terceira intenção): se são abertas ou fechadas; se são agudas, quando são recentes e seguem normalmente o processo de cicatrização; se são crônicas, aquelas com maior tempo de cicatrização devido a fatores que retardam seu fechamento (Stacciarini; Cunha, 2014; Distrito Federal, 2019).

6.4 Curativos em geral

Os curativos têm por objetivo promover um meio ótimo para cicatrização, manter o ambiente e a técnica ideais para a reparação tecidual, prevenir uma infecção local e assegurar a tranquilidade e o conforto do paciente (Brasil, 2018a; Potter; Perry, 2018; Prefeitura Municipal de Ribeirão Preto, 2020b; Nettina, 2021).

A classificação dos curativos está exposta no quadro a seguir.

Quadro 6.1 - Tipos de curativos

Tipo	Descrição
Curativo simples	Oclusão com gaze estéril no local da lesão, mantendo-a seca e limpa.
Curativo oclusivo	Total cobertura da lesão, evitando o contato com o meio externo.
Curativo úmido	Para a proteção de drenos e a irrigação da lesão com determinada solução tópica.
Curativo aberto	Para a limpeza da lesão, mantendo-a exposta ao meio externo.
Curativo compressivo	Para a hemostasia local, prevenindo a hemorragia.

De modo geral, os materiais necessários são:

- luvas de procedimento;
- 1 pinça dente de rato;
- 1 pinça Kocher;
- 1 pinça Kelly;
- gaze estéril (quantidade de acordo com o tamanho e o tipo de curativo);
- bandeja ou cuba rim (opcional);
- solução fisiológica 0,9% em temperatura ambiente;
- fita adesiva (esparadrapo ou fita adesiva hipoalergênica);
- agulha 25 × 0,8 mm ou 40 × 1,6 mm;
- atadura de crepom, se necessário.

6.4.1 Procedimento para a realização de curativos

É preciso observar as seguintes etapas (Prefeitura Municipal de Ribeirão Preto, 2020b):

1. Preparar o ambiente: limpar a bancada e o carrinho de curativo com pano limpo umedecido em álcool 70%; usar lixeira com pedal com saco preto para lixo comum e outra com saco branco para lixo hospitalar.
2. Lavar as mãos com água e sabão antes e após a realização de cada curativo, mesmo que seja em um mesmo paciente.
3. Utilizar somente material esterilizado (gaze, pinças, tesouras etc.).
4. Reunir todo o material no carro do curativo: identificar o soro fisiológico (desprezá-lo a cada 12 horas) e almotolias (solução, data de preparo, identificação do profissional responsável pelo preparo) e disponibilizar pacotes de gazes, de curativo e das medicações tópicas indicadas.
5. Trocar o lençol descartável da maca.
6. Priorizar o curativo nesta ordem: emergências, idosos, crianças, gestantes e portadores de deficiência física e mental.
7. Receber cordialmente o paciente e orientá-lo sobre o procedimento para diminuir a ansiedade dele.
8. Promover a privacidade do paciente fechando a porta.
9. Colocar o paciente em posição confortável ao expor a área a ser tratada.
10. Colocar as luvas de procedimentos.
11. Abrir o pacote de curativo com técnica asséptica, dispondo as pinças de forma que a parte a ser usada fique com o cabo fora do campo para manuseio. Não tocar na parte interna do campo.
12. Se necessário, abrir pacotes de gaze e colocá-la no espaço livre do campo, evitando desperdício.
13. Com pinças Kocher ou dente de rato, fazer um chumaço de gaze, prendendo-o com a pinça Kocher. Embebê-lo em solução fisiológica.

14. Retirar o curativo anterior (se houver) com uma pinça dente de rato ou luva de procedimento. Soltar ou cortar o curativo caso esteja fixado com atadura, tendo o cuidado para não agredir os tecidos recém-formados.
15. Realizar a limpeza da ferida com jatos de solução fisiológica 0,9%, com uma única perfuração no frasco com uma agulha de calibre 30 x 0,8 ou 40 x 1,6, mm, preferencialmente morna ou em temperatura ambiente.
16. Desprezar o chumaço de gaze e o curativo contaminado na lixeira de lixo hospitalar e a pinça dente de rato em um recipiente com tampa. A pinça Kocher deve ser colocada no campo, em área mais distante da pinça Kelly e das gazes.
17. Limpar a ferida com a pinça Kelly e um chumaço de gaze embebida em solução fisiológica, seguindo o princípio da técnica asséptica (**do menos para o mais contaminado**). Utilizar quantos chumaços umedecidos em soro fisiológico forem necessários.
18. Observar cor, umidade (secreção) e maceração ao redor da ferida, evasão e condições.
19. Secar toda a área adjacente com gaze seca para facilitar a fixação do adesivo, renovando os chumaços de gaze conforme a necessidade, seguindo o mesmo princípio da técnica asséptica.
20. Colocar a substância tópica padronizada e ocluir a ferida (se necessário).
21. Após a oclusão, identificar data e hora da realização do curativo.
22. Lavar as mãos.
23. Fazer o registro do curativo e da evolução do processo de cicatrização para acompanhamento da ferida; informar presença de secreção e realização de drenagem, se for o caso.

24. Orientar o paciente e/ou a família quanto aos próximos cuidados.
25. Organizar o ambiente.

> O curativo deve seguir o princípio da limpeza mecânica diária da lesão, diminuindo a concentração de bactérias no local, baseada no tipo de curativo a ser realizado.
> Deve-se ter cuidado para não contaminar o material nem conversar com outra pessoa durante o procedimento sobre a lesão e próxima dela, além de usar os lados limpos da gaze.

6.5 Cuidados com drenos

Conforme Archer (2005) e Nettina (2021), drenos são artefatos utilizados para a retirada de substâncias internas do organismo cuja presença é danosa à saúde. São dispositivos de formas variadas, utilizados para a saída de ar e líquidos que podem se acumular em uma cavidade. Podem ser de sistema aberto ou fechado.

Os **drenos de sistema fechado** contêm um dispositivo portátil, como uma bolsa ou compartimento, que não deixa a drenagem entrar em contato com o meio externo. Já **drenos de sistema aberto** depositam a drenagem no meio externo, como gazes, compressas e curativos.

6.5.1 Cuidados com drenos de sistema aberto do tipo Kehr e Penrose

Nos drenos de sistema aberto, deve-se realizar o curativo no local de inserção do dreno, com o objetivo de prestar cuidado com a pele (Potter; Perry, 2018).

Os materiais necessários são:

- bandeja;
- tesoura;
- máscara cirúrgica;
- soro fisiológico 0,9% em temperatura ambiente;
- luvas de procedimento;
- luvas estéreis;
- pacote de gaze estéril;
- fita microporosa;
- bolsa coletora adesiva;
- seringa de 20 mL.

O procedimento tem as seguintes etapas (Nettina, 2021; Archer, 2005):

1. Higienizar as mãos com água e sabão e depois com álcool 70%.
2. Apresentar-se ao paciente e verificar a identificação dele.
3. Orientar o paciente sobre o procedimento.
4. Higienizar as mãos com álcool 70%.
5. Colocar os equipamentos de proteção individual (EPIs) – máscara, gorro e luva de procedimentos.
6. Posicionar o paciente.
7. Colocar as luvas de procedimento.
8. Remover o curativo anterior tracionando a pele do paciente.
9. Retirar as luvas de procedimento.
10. Higienizar as mãos com álcool 70%.
11. Calçar as luvas estéreis.
12. Lavar a área/pele ao redor do óstio de inserção do dreno com solução salina 0,9% utilizando a seringa de 20 mL.
13. Prosseguir com a limpeza com uma gaze estéril dobrada ao meio, duas vezes. Iniciar pela área/pele ao redor do óstio de

inserção do dreno, em único sentido. Repetir a limpeza até que as gazes fiquem limpas, ampliando a área de limpeza no sentido do centro para as bordas.
14. Secar no mesmo sentido em que foi realizada a limpeza.
15. Dobrar as gazes ao meio e cobrir o óstio de inserção do dreno.
16. Fixar as gazes com fita microporosa hipoalergênica.
17. Desprezar o material utilizado em local próprio.
18. Retirar as luvas e higienizar as mãos com álcool 70%.
19. Identificar o curativo com a data da realização e o nome do profissional.
20. Deixar o paciente confortável no leito.
21. Retirar a máscara.
22. Manter o ambiente em ordem.
23. Higienizar as mãos com água e sabão.
24. Fazer as anotações no prontuário do paciente.

6.5.2 Cuidados com drenos de sistema fechado do tipo tórax e Portovac

De acordo com o manual da Prefeitura Municipal de Natal (2022), nos drenos de sistema fechado, é necessário fazer o curativo com todos os cuidados de princípio científico para proteger o paciente de contaminação por manipulação inadequada. Os materiais necessários são:

- bandeja;
- tesoura;
- máscara cirúrgica;
- soro fisiológico 0,9%;
- luvas de procedimento;
- luvas estéreis;

- pacote de gaze estéril;
- fita microporosa;
- bolsa coletora adesiva;
- seringa de 20 mL.

O procedimento tem as seguintes etapas (Archer, 2005; Nettina, 2021):

1. Higienizar as mãos com água e sabão e depois com álcool 70%.
2. Apresentar-se ao paciente e verificar a identificação dele.
3. Orientar o paciente sobre o procedimento.
4. Higienizar as mãos com álcool 70%.
5. Colocar os EPIs – máscara, gorro e luva de procedimentos.
6. Posicionar o paciente.
7. Calçar as luvas de procedimento.
8. Remover o curativo anterior, tracionando a pele do paciente.
9. Retirar as luvas de procedimento.
10. Higienizar as mãos com álcool 70%.
11. Colocar as luvas estéreis.
12. Lavar a área/pele ao redor do óstio de inserção do dreno com solução salina 0,9% utilizando a seringa de 20 ml.
13. Prosseguir com a limpeza com uma gaze estéril dobrada ao meio, duas vezes.
14. Realizar a limpeza com soro fisiológico 0,9%, iniciando pela área/pele ao redor do óstio de inserção do dreno, em único sentido. Repetir a limpeza até que as gazes fiquem limpas, ampliando a área de limpeza no sentido do centro para as bordas.
15. Secar no mesmo sentido que foi realizada a limpeza.
16. Dobrar as gazes ao meio e cobrir a incisão cirúrgica.
17. Fixar as gazes com fita microporosa hipoalergênica.
18. Desprezar o material utilizado em local próprio.

19. Retirar as luvas e higienizar as mãos com álcool 70%.
20. Identificar o curativo com a data da realização e o nome do profissional.
21. Deixar o paciente confortável no leito.
22. Retirar a máscara.
23. Manter o ambiente em ordem.
24. Higienizar as mãos com água e sabão.
25. Fazer as anotações no prontuário do paciente.

6.6 Prevenção e cuidados com lesão por pressão (LPP)

As lesões por pressão (LPPs) são eventos adversos que acometem pacientes hospitalizados, acamados e/ou com movimentos limitados. Estão direta e intimamente relacionadas aos cuidados prestados pela equipe de enfermagem (Lobosco et al., 2008; Nettina, 2021).

Prevenir as LPPs depende de uma habilidade clínica de avaliar o risco e, assim, programar as condutas preventivas (Sociedade Beneficente Israelita Albert Einstein, 2012; Brasil, 2018a).

Como o profissional de enfermagem está diretamente relacionado ao tratamento de feridas, seja em serviços de atenção primária, secundária ou terciária, é importante manter a observação contínua quanto aos fatores locais, sistêmicos e externos que condicionam o surgimento de feridas ou interferem no processo de cicatrização (Nettina, 2021).

Para tanto, é necessária uma visão clínica que relacione alguns pontos importantes que influenciam nesse processo, como o controle da patologia de base (hipertensão, diabetes mellitus), aspectos nutricionais, infecciosos, medicamentosos e, sobretudo, o rigor e a qualidade do cuidado educativo (Faresin, 2019).

Cabe ressaltar a associação dos curativos que serão aplicados de acordo com os aspectos e a evolução da ferida (Morais; Oliveira; Soares, 2008; Favreto, 2017; Hinkle; Cheever, 2016). Pode haver necessidade de avaliação para a escolha do curativo, que pode ser simples, desbridamento ou até enxerto de pele.

A Associação Brasileira de Estomaterapia (Sobest, 2016) divulgou a atualização das descrições de lesão por pressão e a classificação dessas lesões segundo o National Pressure Ulcer Advisory Panel (NPUAP), que categoriza a situação da ferida. Vejamos:

Lesão por Pressão:
Lesão por pressão é um dano localizado na pele e/ou tecidos moles subjacentes, geralmente sobre uma proeminência óssea ou relacionada ao uso de dispositivo médico ou a outro artefato. A lesão pode se apresentar em pele íntegra ou como úlcera aberta e pode ser dolorosa. A lesão ocorre como resultado da pressão intensa e/ou prolongada em combinação com o cisalhamento. A tolerância do tecido mole à pressão e ao cisalhamento pode também ser afetada pelo microclima, nutrição, perfusão, comorbidades e pela sua condição.

Lesão por Pressão Estágio 1: Pele íntegra com eritema que não embranquece
Pele íntegra com área localizada de eritema que não embranquece e que pode parecer diferente em pele de cor escura. Presença de eritema que embranquece ou mudanças na sensibilidade, temperatura ou consistência (endurecimento) podem preceder as mudanças visuais. Mudanças na cor não incluem descoloração púrpura ou castanha; essas podem indicar dano tissular profundo.

Lesão por Pressão Estágio 2: Perda da pele em sua espessura parcial com exposição da derme

Perda da pele em sua espessura parcial com exposição da derme. O leito da ferida é viável, de coloração rosa ou vermelha, úmido e pode também apresentar-se como uma bolha intacta (preenchida com exsudato seroso) ou rompida. O tecido adiposo e tecidos profundos não são visíveis. Tecido de granulação, esfacelo e escara não estão presentes. Essas lesões geralmente resultam de microclima inadequado e cisalhamento da pele na região da pélvis e no calcâneo. Esse estágio não deve ser usado para descrever as lesões de pele associadas à umidade, incluindo a dermatite associada à incontinência (DAI), a dermatite intertriginosa, a lesão de pele associada a adesivos médicos ou as feridas traumáticas (lesões por fricção, queimaduras, abrasões).

Lesão por Pressão Estágio 3: Perda da pele em sua espessura total

Perda da pele em sua espessura total na qual a gordura é visível e, frequentemente, tecido de granulação e epíbole (lesão com bordas enroladas) estão presentes. Esfacelo e/ou escara pode estar visível. A profundidade do dano tissular varia conforme a localização anatômica; áreas com adiposidade significativa podem desenvolver lesões profundas. Podem ocorrer descolamento e túneis. Não há exposição de fáscia, músculo, tendão, ligamento, cartilagem e/ou osso. Quando o esfacelo ou escara prejudica a identificação da extensão da perda tissular, deve-se classificá-la como Lesão por Pressão Não Classificável.

Lesão por pressão Estágio 4: Perda da pele em sua espessura total e perda tissular

Perda da pele em sua espessura total e perda tissular com exposição ou palpação direta da fáscia, músculo, tendão, ligamento, cartilagem ou osso. Esfacelo e/ou escara pode estar visível. Epíbole (lesão com bordas enroladas), descolamento e/ou túneis ocorrem frequentemente. A profundidade varia conforme a localização anatômica. Quando o esfacelo ou escara prejudica a identificação da extensão da perda tissular, deve-se classificá-la como Lesão por Pressão Não Classificável.

Lesão por Pressão Não Classificável: Perda da pele em sua espessura total e perda tissular não visível.

Perda da pele em sua espessura total e perda tissular na qual a extensão do dano não pode ser confirmada porque está encoberta pelo esfacelo ou escara. Ao ser removido (esfacelo ou escara), Lesão por Pressão em Estágio 3 ou Estágio 4 ficará aparente. Escara estável (isto é, seca, aderente, sem eritema ou flutuação) em membro isquêmico ou no calcâneo não deve ser removida.

Lesão por Pressão Tissular Profunda: descoloração vermelho escura, marrom ou púrpura, persistente e que não embranquece.

Pele intacta ou não, com área localizada e persistente de descoloração vermelha escura, marrom ou púrpura que não embranquece ou separação epidérmica que mostra lesão com leito escurecido ou bolha com exsudato sanguinolento. Dor e mudança na temperatura frequentemente precedem as alterações de coloração da pele. A descoloração pode apresentar-se diferente em pessoas com pele de tonalidade mais escura. Essa lesão resulta de pressão intensa e/ou prolongada e de cisalhamento na interface osso-músculo. A ferida pode evoluir rapidamente e revelar a extensão atual da lesão tissular ou resolver sem perda tissular. Quando tecido necrótico, tecido subcutâneo, tecido de granulação, fáscia, músculo ou outras estruturas subjacentes estão visíveis, isso indica lesão por pressão com perda total de tecido (Lesão por Pressão Não Classificável ou Estágio 3 ou Estágio 4). Não se deve utiliar a categoria Lesão por Pressão Tissular Profunda (LPTP) para descrever condições vasculares, traumáticas, neuropáticas ou dermatológicas.

Definições adicionais:

Lesão por Pressão Relacionada a Dispositivo Médico
Essa terminologia descreve a etiologia da lesão. A Lesão por Pressão Relacionada a Dispositivo Médico resulta do uso de dispositivos criados e aplicados para fins diagnósticos e terapêuticos. A lesão por pressão resultante geralmente apresenta o padrão ou forma do dispositivo. Essa lesão deve ser categorizada usando o sistema de classificação de lesões por pressão.

Lesão por Pressão em Membranas Mucosas
A lesão por pressão em membranas mucosas é encontrada quando há histórico de uso de dispositivos médicos no local do dano. Devido à anatomia do tecido, essas lesões não podem ser categorizadas.

(*Copyright National Pressure Ulcer Advisory Panel – NPUAP®*)
(Sobest, 2016, grifo do original)

As principais **orientações para prevenção** de LPPs são: inspeção diária da pele; manejo da umidade (higiene e cuidados com a pele); nutrição e hidratação; redução da pressão (Distrito Federal, 2019).

Na prevenção de LPP, é utilizado um instrumento chamado **Escala de Braden**, que avalia os riscos de desenvolvimento dessas lesões, para que se possa intervir preventivamente com cuidados individualizados. O enfermeiro utiliza essa escala para a construção de diagnósticos de enfermagem e o planejamento da sistematização da assistência de enfermagem. A Escala de Braden é composta de seis subescalas, para que se identifique a situação do paciente.

Quadro 6.2 – Escala de Braden: avaliação de risco para LPP

Pontos	1	2	3	4
Percepção Sensorial	Totalmente limitado	Muito limitado	Levemente limitado	Nenhuma limitação
Umidade	Completamente molhado	Muito molhado	Ocasionalmente molhado	Raramente molhado
Atividade	Acamado	Confinado à cadeira	Anda ocasionalmente	Anda frequentemente
Mobilidade	Totalmente imóvel	Bastante limitado	Levemente limitado	Não apresenta limitações
Nutrição	Muito pobre	Provavelmente inadequada	Adequada	Excelente
Fricção e Cisalhamento	Problema	Problema em potencial	Nenhum problema	–
Risco Muito Alto			6 a 9 pontos	
Risco Alto			10 a 12 pontos	
Risco Moderado			13 a 14 pontos	
Risco Leve			15 a 18 pontos	

Fonte: Distrito Federal, 2019, p. 11.

Terminologias afins

- Acromia: falta de melanina, falta de pigmentação, albinismo.
- Cloasma: manchas escuras na pele (gestação).
- Dermatite: inflamação da pele.
- Dermatose: doença de pele.

- Equimose: extravasamento de sangue por baixo dos tecidos, manchas escuras ou avermelhadas.
- Eritema: vermelhidão na pele.
- Erupção: lesões visíveis na pele.
- Escabiose: moléstia cutânea contagiosa caracterizada por lesões multiformes acompanhadas por prurido intenso.
- Esclerodermia: afecção cutânea com endurecimento da pele.
- Esclerose: endurecimento da pele devido a uma proliferação exagerada de tecido conjuntivo.
- Escoriações: perda superficial de tecidos.
- Exantema: deflorência cutânea, qualquer erupção cutânea.
- Fissura: ulceração de mucosa.
- Flictena: levantamento da epiderme, formando pequenas bolhas.
- Mácula: mancha rósea da pele sem elevação.
- Pápula: mancha rósea da pele com elevação de pele.
- Petéquias: pequenas hemorragias puntiformes.
- Pústula: bolha com conteúdo de pus.
- Úlcera: necrose parcial do tecido com perda de substâncias.
- Urticária: erupção eritematosa da pele com prurido.
- Vesícula: bolhas.

Fonte: Elaborado com base em Potter; Perry, 2018.

Síntese

Neste sexto e último capítulo, vimos os cuidados com a pele e a prevenção de feridas relacionadas ao uso de dispositivos para a terapêutica clínica.

A pele é o maior órgão do corpo humano e serve como proteção para as estruturas internas. A prevenção, o cuidado e a reabilitação de feridas são uma garantia de saúde dermatológica.

Questões para revisão

1. A pele é um órgão vital e, sem ela, a sobrevivência seria impossível. É o nosso maior órgão, envolve o corpo e exerce diversas funções, entre elas:
   a) Regulação térmica e controle do fluxo sanguíneo.
   b) Proteção contra diversos agentes do meio ambiente.
   c) Funções sensoriais (calor, frio, pressão, dor e tato).
   d) Todas as alternativas estão corretas.
   e) Nenhuma alternativa está correta.

2. O câncer de pele refere-se ao crescimento anormal e descontrolado de células na pele. É o tipo de tumor mais incidente na população brasileira; corresponde a cerca de 30% de todos os tumores malignos registrados no país. Por isso, é preciso suspeitar de qualquer mudança persistente na pele, por exemplo:
   I) Aparecimento de nódulo.
   II) Ferida que não cicatriza.
   III) Ferida que sangra.

Das opções anteriores, quais estão corretas?

a) I e II.
b) II e III.
c) I e III.
d) I, II e III.
e) I.

3. Ferida cirúrgica é uma ferida intencional, causada por uma intervenção cirúrgica. Nesse caso, pode ser:
   a) Ferida por incisão: ocorre quando há perda de tecidos no local de lesão e as bordas são aproximadas por pontos.
   b) Ferida por excisão: forma-se quando há a remoção de uma área delimitada de pele (por exemplo, área usada para enxerto).
   c) Ferida por punção: resulta de procedimentos para diagnóstico, como cateterismo cardíaco e biópsia.
   d) Todos os tipos anteriormente relacionados.
   e) Nenhum dos tipos anteriormente relacionados.

4. As queimaduras são exemplos de lesões causadas por traumas, pois acontecem após o contato com uma fonte de calor ou frio, como produtos químicos, corrente elétrica, radiação ou alguns animais e plantas. Quais são as lesões mais comuns causadas por queimaduras?

5. Os curativos têm por objetivo promover um meio ótimo para a cicatrização de uma lesão, ferida ou ferimento. Além da cicatrização, quais outros objetivos estão ligados à realização de um curativo?

Questões para reflexão

1. O câncer de pele pode ser prevenido por meio de algumas ações, que devem ser encorajadas para a população. Como o enfermeiro pode trabalhar na prevenção do câncer de pele?

2. Acidentes que causam lesões por queimaduras podem ser evitados com algumas atitudes preventivas. Como você aconselharia a população a evitar riscos de queimaduras?

3. Feridas, lesões ou úlceras alteram o formato da pele ou sua função com tecido desvitalizado (também conhecido como *tecido morto* ou *necrótico*) e são resultantes de traumas ou doenças que impedem que o sangue chegue aos tecidos. O que se deve observar ao avaliar uma lesão, ferida ou úlcera?

Considerações finais

Nesta obra, procuramos contemplar todos os conceitos e técnicas necessários à vivência na enfermagem, em formato acessível a todos os que buscam atualização e conhecimento. Incorporamos uma série de recursos para ajudar o leitor a estudar e aprender, com descrição detalhada de roteiros e fluxos de procedimentos técnicos.

Abordamos, ainda, a importância da formação pautada na ética, na evidência científica e na legislação que ampara o exercício da enfermagem, assim como uma série de cuidados dispensados a pacientes portadores de afecções nos sistemas respiratório, digestório e urinário e de estomias.

Portanto, este livro tem o objetivo de colaborar com a organização do processo de trabalho e nortear a prática, estimulando o raciocínio, a tomada de decisão e as intervenções de forma humanizada, além de contribuir para avanços na assistência à saúde. Trata-se de uma temática sempre atual, que representa a organização do trabalho da equipe de enfermagem e exige constante atualização, ancorada em um componente próprio de conhecimentos técnico-científicos.

Para cuidar de forma humanizada, o profissional da saúde, principalmente o enfermeiro, que presta cuidados mais próximos ao paciente, deve ser capaz de entender a si mesmo e ao outro, ampliando esse conhecimento mediante a ação e tomando consciência dos valores e princípios que norteiam sua prática.

Os profissionais qualificados para o exercício da enfermagem, com base no rigor científico, intelectual e pautado em princípios éticos, são capazes de intervir em problemas e situações de saúde-doença, identificando as dimensões biopsicossociais de seus determinantes. A enfermagem exige profissionais capacitados para atuar como promotores da saúde integral do ser humano, com senso de responsabilidade social e compromisso com a cidadania. Competência profissional é a capacidade de mobilizar, articular e colocar em ação valores, conhecimentos e habilidades necessários para o desempenho eficiente e eficaz de atividades requeridas pela natureza do trabalho. Os conhecimentos, as habilidades e as atitudes específicas da enfermagem são subsidiários das ações do enfermeiro e constituem o núcleo essencial de sua prática, cabendo-lhe a coordenação do processo de cuidar em enfermagem nos diferentes âmbitos de atuação profissional.

Referências

AGUIAR R. et al. Terapêutica inalatória: técnicas de inalação e dispositivos inalatórios. **Revista Portuguesa de Imunoalergologia**, v. 25, n. 1, p. 9-26, mar. 2017. Disponível em: <https://www.spaic.pt/client_files/rpia_artigos/teraputica-inalatria-tcnicas-de-inalao-e-dispositivos-inalatrios.pdf>. Acesso em: 27 jul. 2023.

ALBUQUERQUE, A. **Manual de direitos humanos para enfermagem**. Brasília: UniCEUB; Cofen, 2016.

ALFARO-LEFEVRE, R. **Aplicação do processo de enfermagem**: uma ferramenta para o pensamento crítico. Porto Alegre: Artmed, 2010.

ALVES, G. G.; AERTS, D. As práticas educativas em saúde e a Estratégia Saúde da Família. **Ciência & Saúde Coletiva**, v. 6, n. 1, p. 319-325, 2011. Disponível em: <https://www.scielo.br/j/csc/a/KWBfzpcCq77fTcbYjHPRNbM/abstract/?lang=pt>. Acesso em: 27 jul. 2023.

AMNISTÍA INTERNACIONAL. **Amnistía Internacional**: El cuidado de los derechos humanos – Oportunidades y desafíos para el personal de enfermería y partería. 14 jun. 2006. Disponível em: <https://www.amnesty.org/es/documents/act75/003/2006/es/?utm_source=Grants&utm_medium=ppc&utm_campaign=grants&utm_content=form_socio&gclid=EAIaIQobChMI2Jb9tfC7_wIVE2tMCh27GAO9EAAYASAAEgIbDfD_BwE>. Acesso em: 27 jul. 2023.

ANDRADE, A. F. et al. Estudo observacional como estratégia para o controle de oxigênio alvo em ambiente hospitalar. **Intellectus**, v. 63, n. 1, p. 119-129, 2021. Disponível em: <http://www.revistaintellectus.com.br/artigos/74.892.pdf>. Acesso em: 31 jul. 2023.

ARCHER, E. **Procedimentos e protocolos**. Rio de Janeiro: Guanabara Koogan, 2005.

BACKES, M. T. S. et al. O cuidado intensivo oferecido ao paciente no ambiente de unidade de terapia intensiva. **Escola Anna Nery Revista de Enfermagem**, v. 16, n. 4, p. 689-696, out.-dez. 2012. Disponível em: <https://www.scielo.br/j/ean/a/mwTzKbFYCSTDYztddYXLz4L/?lang=pt>. Acesso em: 27 jul. 2023.

BAERTSCHI, B. Human Dignity as a Component of a Long-Lasting and Widespread Conceptual Construct. **Journal of Bioethical Inquiry**, v. 11, p. 201-211, 2014. Disponível em: <https://link.springer.com/article/10.1007/s11673-014-9512-9>. Acesso em: 27 jul. 2023.

BARBOSA, I. A.; SILVA, M. J. P. Cuidado humanizado de enfermagem: o agir com respeito em um hospital universitário. **Revista Brasileira de Enfermagem**, Brasília, v. 60, n. 5, p. 546-551, 2007. Disponível em: <https://www.scielo.br/j/reben/a/zwq9mcbRqtP8xVNHxg3QtJF/abstract/?lang=pt>. Acesso em: 18 maio 2023.

BARROS, E. J. L. A educação permanente como proposta para melhores práticas de cuidado em enfermagem/saúde. **Revista de Enfermagem UFPE On Line**, Recife, v. 8, n. 2, fev. 2014. Disponível em: <https://periodicos.ufpe.br/revistas/revistaenfermagem/article/download/9665/9693>. Acesso em: 18 maio 2023.

BATISTELLA, C. Abordagens contemporâneas do conceito de saúde. In: FONSECA, A. F.; CORBO, A. D. (Org.). **O território e o processo saúde-doença**. Rio de Janeiro: EPSJV; Fiocruz, 2007. p. 51-86.

BERNARDES, M. E. M. O pensamento na atividade prática: implicações no processo pedagógico. **Psicologia em Estudo**, v. 16, n. 4, p. 521-530, out.-dez. 2011. Disponível em: <https://www.scielo.br/j/pe/a/VvmVgcPzLWHyrPyy4fRY7qr/?format=pdf&lang=pt>. Acesso em: 27 jul. 2023.

BETANCUR, G. C. et al. Humanización de los cuidados en salud: Maternidad Pública de Rocha – 2014-2016. **Revista Uruguaya de Enfermería**, v. 17, n. 2, e2022v17n2a8, 2022. Disponível em: <http://rue.fenf.edu.uy/index.php/rue/article/view/370/450>. Acesso em: 28 jul. 2023.

BITTENCOURT, G. K. G. D.; CROSSETTI, M. G. O. Habilidades de pensamento crítico no processo diagnóstico em enfermagem. **Revista da Escola de Enfermagem**, v. 47, n. 2, p. 341-347, 2013. Disponível em: <https://www.scielo.br/j/reeusp/a/tNXwHnGP8B4Zb3TdTG7Ycwf/?lang=pt>. Acesso em: 27 jul. 2023.

BORBA, K. P. de et al. Ética e promoção da saúde sob a ótica de enfermeiros da Atenção Básica. **Revista Baiana de Enfermagem**, v. 35, e43116, 2021. Disponível em: <https://periodicos.ufba.br/index.php/enfermagem/article/view/43116>. Acesso em: 27 jul. 2023.

BORGES, T. et al. Conceitos e fundamentos dos direitos humanos para profissionais de enfermagem em unidade de emergência. **Revista Baiana de Enfermagem**, v. 35, e38498, 2021. Disponível em: <https://periodicos.ufba.br/index.php/enfermagem/article/view/38498>. Acesso em: 27 jul. 2023.

BRASIL. Fundação Nacional de Saúde. **Diretrizes de educação em saúde visando à promoção da saúde**: documento base. Brasília, 2007a.

BRASIL. **Informações estratégicas**. 23 dez. 2009a. Disponível em: <https://bvsms.saude.gov.br/bvs/sus/universo_atuacao.php>. Acesso em: 18 maio 2023.

BRASIL. Lei n. 7.498, de 25 de junho 1986. **Diário Oficial da União**, Poder Legislativo, Brasília, DF, 25 jun. 1986. Disponível em: <https://www.camara.leg.br/proposicoesWeb/prop_mostrar integra?codteor=143707&filename=LegislacaoCitada%20PL%20 1317/2003>. Acesso em: 27 jul. 2023.

BRASIL. Ministério da Saúde. Hospital Alemão Oswaldo Cruz. **Orientações para o cuidado do usuário no ambiente domiciliar**. Brasília: Ministério da Saúde, 2018a. Disponível em: <https://bvsms.saude.gov.br/bvs/publicacoes/orientacoes_cuidado_ paciente_ambiente_domiciliar.pdf>. Acesso em: 27 jul. 2023.

BRASIL. Ministério da Saúde. Gabinete do Ministro. Portaria n. 1.970, de 25 de outubro de 2001. **Diário Oficial da União**, Brasília, DF, 26 out. 2001. Disponível em: <http://bvsms.saude.gov.br/bvs/saudelegis/gm/2001/prt1970_25_10_2001.html>. Acesso em: 22 maio 2023.

BRASIL. Ministério da Saúde. Gabinete do Ministro. Portaria n. 1.996, de 20 de agosto de 2007. **Diário Oficial da União**, Brasília, DF, 22 ago. 2007b. Disponível em: <https://bvsms.saude.gov.br/bvs/saudelegis/gm/2007/prt1996_20_08_2007.html>. Acesso em: 27 jul. 2023.

BRASIL. Ministério da Saúde. Gabinete do Ministro. Portaria n. 2.446, de 11 de novembro de 2014. **Diário Oficial da União**, Brasília, DF, 11 nov. 2014. Disponível em: <http://bvsms.saude.gov.br/bvs/saudelegis/gm/2014/prt2446_11_11_2014.html>. Acesso em: 22 maio 2023.

BRASIL. Ministério da Saúde. Gabinete do Ministro. Portaria n. 687, de 30 de março de 2006. **Diário Oficial da União**, Brasília, DF, 30 mar. 2006a. Disponível em: <https://bvsms.saude.gov.br/bvs/saudelegis/gm/2006/prt0687_30_03_2006.html>. Acesso em: 27 jul. 2023.

BRASIL. Ministério da Saúde. **Queimaduras**. 2019. Disponível em: <https://bvsms.saude.gov.br/dicas-em-saude/2109-queimaduras>. Acesso em: 22 maio 2023.

BRASIL. Ministério da Saúde. Secretaria de Atenção à Saúde. Departamento de Atenção Básica. **Saúde na escola**. Brasília: Ministério da Saúde, 2009b. (Série B. Textos Básicos de Saúde; Cadernos de Atenção Básica, n. 24). Disponível em: <https://bvsms.saude.gov.br/bvs/publicacoes/cadernos_atencao_basica_24.pdf>. Acesso em: 18 maio 2023.

BRASIL. Ministério da Saúde. Secretaria de Gestão do Trabalho e da Educação na Saúde. Departamento de Gestão da Educação na Saúde. **Política de educação e desenvolvimento para o SUS**: caminhos para a educação permanente em saúde: polos de educação permanente em saúde. Brasília: Ministério da Saúde, 2004. (Série C. Projetos, Programas e Relatórios). Disponível em: <https://bvsms.saude.gov.br/bvs/publicacoes/politica2_vpdf.pdf>. Acesso em: 22 maio 2023.

BRASIL. Ministério da Saúde. Secretaria de Gestão do Trabalho e da Educação na Saúde. Departamento de Gestão da Educação na Saúde. **Política Nacional de Educação Permanente em Saúde**: o que se tem produzido para o seu fortalecimento? Brasília: Ministério da Saúde, 2018b. Disponível em: <https://bvsms.saude.gov.br/bvs/publicacoes/politica_nacional_educacao_permanente_saude_fortalecimento.pdf>. Acesso em: 27 jul. 2023.

BRASIL. Ministério da Saúde. Secretaria de Gestão do Trabalho e da Educação na Saúde. Departamento de Gestão e da Regulação do Trabalho em Saúde. **Câmara de Regulação do Trabalho em Saúde**. Brasília: Ministério da Saúde, 2006b. (Série E. Legislação em Saúde). Disponível em: <https://bvsms.saude.gov.br/bvs/publicacoes/cart_camara_regulacao.pdf>. Acesso em: 27 jul. 2023.

BRASIL. Ministério da Saúde. Secretaria de Vigilância em Saúde. Secretaria de Atenção à Saúde. **Política Nacional de Promoção da Saúde**. Brasília: Ministério da Saúde, 2010. (Série B. Textos Básicos de Saúde; Série Pactos pela Saúde, v. 7). Disponível em: <https://bvsms.saude.gov.br/bvs/publicacoes/politica_nacional_promocao_saude_3ed.pdf>. Acesso em: 28 jul. 2023.

BRASIL. Ministério da Saúde. Secretaria de Vigilância em Saúde. Secretaria de Atenção à Saúde. **Política Nacional de Promoção da Saúde (PNPS)**: revisão da Portaria MS/GM n. 687, de 30 de março de 2006. Brasília: Ministério da Saúde, 2015. Disponível em: <https://bvsms.saude.gov.br/bvs/publicacoes/pnps_revisao_portaria_687.pdf>. Acesso em: 21 ago. 2023.

BRASIL. Ministério da Saúde. **Vamos promover nossa saúde?** Brasília, 2002.

CARBOGIM, F. D. C. et al. Ensino das habilidades do pensamento crítico por meio de problem based learning. **Texto & Contexto Enfermagem**, Florianópolis, v. 26, n. 4, nov. 2017. Disponível em: <https://www.scielo.br/j/tce/a/SQJrHXxSXZhzgjJPPhKTWdw/?format=pdf&lang=pt>. Acesso em: 28 jul. 2023.

CARNEIRO, A. D.; COSTA, S. F. G.; PEQUENO, M. J. P. Disseminação de valores éticos no ensino do cuidar em enfermagem: estudo fenomenológico. **Texto & Contexto Enfermagem**, Florianópolis, v. 18, n. 4, p. 722-730, 2009. Disponível em: <https://www.redalyc.org/articulo.oa?id=71413597014>. Acesso em: 28 jul. 2023.

CATALETTO, M. Fundamentals of Oxygen Therapy. **Nursing Made Incredibly Easy**, Philadelphia, v. 9, n. 2, p. 22-24, Mar./Apr. 2011.

CECCIM, R. B. Educação permanente em saúde: desafio ambicioso e necessário. **Interface – Comunicação, Saúde, Educação**, v. 9, n. 16, p. 161-178, 2005. Disponível em: <https://www.scielo.br/j/icse/a/jC4gdtHC8RPLWSW3WG8Nr5k/?format=pdf&lang=pt>. Acesso em: 28 jul. 2023.

COFEN – Conselho Federal de Enfermagem. **Código de Ética dos Profissionais de Enfermagem**. Rio de Janeiro, 8 fev. 2007. Disponível em: <http://www.cofen.gov.br/wp-content/uploads/2012/03/resolucao_311_anexo.pdf>. Acesso em: 18 maio 2023.

COFEN – Conselho Federal de Enfermagem. **Resolução n. 358, de 15 de outubro de 2009**. Disponível em: <http://www.cofen.gov.br/resoluo-cofen-3582009_4384.html>. Acesso em: 22 maio 2023.

COFEN – Conselho Federal de Enfermagem. **Resolução n. 557, de 23 de agosto de 2017**. Disponível em: <http://www.cofen.gov.br/resolucao-cofen-no-05572017_54939.html>. Acesso em: 22 maio 2023.

CNI – Confederação Nacional das Indústrias. **Pesquisa CNI-Ibope**: retratos da sociedade brasileira – segurança pública. Brasília, 2011.

COREN-DF – Conselho Regional de Enfermagem do Distrito Federal. **Parecer Técnico n. 05, de 28 de março de 2019**. Disponível em: <https://www.coren-df.gov.br/site/wp-content/uploads/2019/06/parecertecnico_n052019_procedimentodeaspiracaodecanuladetraqueostomianaatencaodomiciliar.pdf>. Acesso em: 31 jul. 2023.

COREN-MT – Conselho Regional de Enfermagem de Mato Grosso. **Legislação para o exercício da enfermagem**. Cuiabá, 2020. Disponível em: <http://mt.corens.portalcofen.gov.br/wp-content/uploads/2021/09/Legisla%C3%A7%C3%A3o-B%C3%A1sica-LIVRO.pdf>. Acesso em: 27 jul. 2023.

COREN-SC – Conselho Regional de Enfermagem de Santa Catarina. **Resposta Técnica n. 026, de 18 março de 2019**. Disponível em: <https://transparencia.corensc.gov.br/wp-content/uploads/2019/03/RT-026-2019-Nebuliza%C3%A7%C3%A3o-T%C3%A9cnico-de-Enfermagem.pdf>. Acesso em: 31 jul. 2023.

COREN-SP – Conselho Regional de Enfermagem de São Paulo. **Anotações de enfermagem**. São Paulo, 2022. Disponível em: <https://portal.coren-sp.gov.br/wp-content/uploads/2022/09/anotacao-de-enfermagem.pdf>. Acesso em: 31 jul. 2023.

COREN-ES – Conselho Regional de Enfermagem do Espírito Santo. **Registro de Enfermagem**: veja o que deve ser anotado, quando, onde, como e para que anotar. 23 nov. 2011. Disponível em: <http://www.coren-es.org.br/registro-de-enfermagem-veja-o-que-deve-ser-anotado-quando-onde-como-e-para-que-anotar_1244.html#:~:text=23%2F11%2F2011-,Registro%20de%20Enfermagem%3A%20veja%20°%20que%20deve%20ser%20anotado%2C%20quando,a%20continuidade%20de%20seu%20cuidado>. Acesso em: 22 maio 2023.

COSTA, D. A. da et al. Enfermagem e a educação em saúde. **Revista Científica da Escola Estadual de Saúde Pública de Goiás "Candido Santiago"**, v. 6, n. 3, e6000012, 2020. Disponível em: <https://docs.bvsalud.org/biblioref/2020/10/1123339/enfermagem-e-a-educacao-em-saude.pdf>. Acesso em: 31 jul. 2023.

CROSSETTI, M. G. O. et al. Estratégias de ensino das habilidades do pensamento crítico na enfermagem. **Revista Gaúcha de Enfermagem**, Porto Alegre, v. 30, n. 4, out./dez. 2009. Disponível em: <https://www.scielo.br/j/rgenf/a/8zJwpnkPz49644sdyxXJWwt/?lang=pt>. Acesso em: 31 jul. 2023.

CZERESNIA, D.; FREITAS, C. M. (Org.). **Promoção da saúde**: conceitos, reflexões, tendências. Rio de Janeiro: Fiocruz, 2009.

DELAY, D. M. P. V. **O cuidado com o ostomizado**: uma revisão da literatura. Monografia – Faculdade Assis Gurgacz, Cascavel, 2007.

DGS – Direção-Geral de Saúde. **Norma n. 1, de 28 de setembro de 2011**. Cuidados respiratórios domiciliários: prescrição de aerossolterapia por sistemas de nebulização. Lisboa, 2011. Disponível em: <https://normas.dgs.min-saude.pt/wp-content/uploads/2019/09/cuidados-respiratorios-domiciliarios_prescricao-de-ventiloterapia-e-outros-equipamentos.pdf>. Acesso em: 21 ago. 2023.

DIAS, J. A. A.; DAVID, H. M. S. L.; VARGENS, O. M. C. Ciência, enfermagem e pensamento crítico: reflexões epistemológicas. **Revista de Enfermagem UFPE On-line**, v. 10, n. 4, p. 3669-3675, set. 2016. Disponível em: <https://periodicos.ufpe.br/revistas/revistaenfermagem/article/download/11142/12645>. Acesso em: 31 jul. 2023.

DISTRITO FEDERAL. **Segurança do paciente**: prevenção de Lesão por Pressão (LP). Protocolo de atenção à saúde. 2019. Disponível em: <https://www.saude.df.gov.br/documents/37101/87400/Seguran%C3%A7a+do+Paciente+%E2%80%93+Preven%C3%A7%C3%A3o+de+Les%C3%A3o+por+Press%C3%A3o.pdf/>. Acesso em: 27 jul. 2023.

DONNELLY, J. **Universal Human Rights**. Londres: Cornell, 2003.

DRG BRASIL. O que é integralidade no SUS e como o princípio se relaciona com a entrega de valor em saúde? **Valor em Saúde**, 23 ago. 2022. Disponível em: <https://www.drgbrasil.com.br/valoremsaude/o-que-e-integralidade-no-sus/>. Acesso em: 23 maio 2023.

DUTRA, H. S. et al. Utilização do processo de enfermagem em unidade de terapia intensiva: revisão integrativa da literatura. **HU Revista**, v. 42, n. 4, p. 245-252, nov./dez. 2016. Disponível em: <https://periodicos.ufjf.br/index.php/hurevista/article/view/2413/901>. Acesso em: 31 jul. 2023.

ECHER, I. C. (Org.). **Avaliação de tratamento e feridas**: orientações aos profissionais de saúde. Porto Alegre: Hospital de Clínicas, [S.d.]. Disponível em: <https://www.lume.ufrgs.br/bitstream/handle/10183/34755/000790228.pdf>. Acesso em: 23 maio 2023.

FARESIN, A. Os cuidados especializados da enfermagem no tratamento do câncer de pele. **Instituto Vencer o Câncer**, 17 dez. 2019. Disponível em: <https://vencerocancer.org.br/cancer/noticias/os-cuidados-especializados-da-enfermagem-no-tratamento-do-cancer-de-pele/>. Acesso em: 23 maio 2023.

FAVRETO, F. J. L. et al. O papel do enfermeiro na prevenção, avaliação e tratamento das lesões por pressão. **Revista Gestão & Saúde**, v. 17, n. 2, p. 37-47, 2017. Disponível em: <https://www.herrero.com.br/files/revista/filea2aa9e889071e2802a49296ce895310b.pdf>. Acesso em: 31 jul. 2023.

FERNANDES, M. C. P.; BACKES, V. M. S. Educação em saúde: perspectivas de uma equipe da estratégia da saúde da família sob a ótica de Paulo Freire. **Revista Brasileira de Enfermagem**, v. 63, n. 4, p. 567-573, 2010. Disponível em: <https://www.scielo.br/j/reben/a/Dvst3rZNMgTSMYMNwBghHLG/abstract/?lang=pt>. Acesso em: 31 jul. 2023.

FONTANA, R. T. O processo de educação em saúde para além do hegemônico na prática docente. **Contexto & Educação**, ano 33, n. 106, p. 84-98, set./dez. 2018. Disponível em: <https://www.revistas.unijui.edu.br/index.php/contextoeducacao/article/view/7670/5892>. Acesso em: 31 jul. 2023.

FONTANA, R. T.; BRUM, Z. P. A educação em saúde fundamentada em Paulo Freire: uma reflexão sobre as práticas do enfermeiro. In: FÓRUM DE ESTUDOS LEITURAS PAULO FREIRE, 16., Santo Ângelo, 2014. **Anais**... Santo Ângelo: Universidade Regional Integrada do Alto Uruguai e das Missões; Campus de Santo Ângelo, 2014.

FREEMAN, M. **Human Rights**. Cambridge: Polity, 2007.

FREGADOLLI, P. et al. Comparação entre o uso de bocal e máscara facial na avaliação de volumes pulmonares e capacidade vital em indivíduos saudáveis. **Fisioterapia e Pesquisa**, São Paulo, v. 17, n. 1, p. 30-33, jan./mar. 2010. Disponível em: <https://www.scielo.br/j/fp/a/7bPGfyGWFXGwvjByYyqFHJB/?lang=pt>. Acesso em: 31 jul. 2023.

FROTA, M. et al. Mapeando a formação do enfermeiro no Brasil: desafios para atuação em cenários complexos e globalizados. **Ciência & Saúde Coletiva**, v. 25, n. 1, p. 25-35, jan. 2020. Disponível em: <https://www.scielo.br/j/csc/a/Bxhbs99CZ8QgZN9QCnJZTPr/abstract/?lang=pt>. Acesso em: 31 jul. 2023.

GEMELLI, L. M. G.; ZAGO, M. M. F. A interpretação do cuidado com o ostomizado na visão do enfermeiro: um estudo de caso. **Revista Latino-Americana de Enfermagem**, v. 10, n. 1, p. 34-40, jan./fev. 2002. Disponível em: <https://www.scielo.br/j/rlae/a/SZGdnxYkFxjVjxBWLZGy5pC/abstract/?lang=pt>. Acesso em: 31 jul. 2023.

GOULART, B. N. G.; CHIARI, B. M. Humanização das práticas do profissional de saúde: contribuições para reflexão. **Ciência & Saúde Coletiva**, v. 15, n. 1, p. 255-268, 2010. Disponível em: <https://www.scielo.br/j/csc/a/CT9XdBbVbctpmwzLjRLxm3q/abstract/?lang=pt>. Acesso em: 31 jul. 2023.

HANNIBAL, K.; LAWRENCE, R. The Health Professional as Human Rights Promoter: Ten Years of Physicians for Human Rights (USA). **Health and Human Rights**, v. 2, n. 1, p. 110-127, 1996. Disponível em: <https://pubmed.ncbi.nlm.nih.gov/10393633/>. Acesso em: 31 jul. 2023.

HINKLE, J. L.; CHEEVER, K. H. **Brunner & Suddarth**: tratado de enfermagem médico-cirúrgica – volumes 1 e 2. Tradução de Patrícia Lydie Voeux et al. 13. ed. Rio de Janeiro: Guanabara Koogan, 2016.

ICN – International Council of Nurses. **The ICN Code of Ethics for Nurses**. 2021. Disponível em: <https://www.icn.ch/sites/default/files/inline-files/ICN_Code-of-Ethics_EN_Web.pdf>. Acesso em: 21 ago. 2023.

INCA – Instituto Nacional de Câncer José Alencar Gomes da Silva. **Cuidados com estomias intestinais e urinárias**: orientações ao usuário. 2. ed. Rio de Janeiro, 2018.

INCA – Instituto Nacional de Câncer José Alencar Gomes da Silva. **Câncer de pele não melanoma**. 18 jul. 2022. Disponível em: <https://www.inca.gov.br/tipos-de-cancer/cancer-verpele-nao-melanoma>. Acesso em: 23 maio 2023.

ISAAC, C. et al. Processo de cura das feridas: cicatrização fisiológica. **Revista de Medicina**, v. 89, n. 3-4, p. 125-131, 2010. Disponível em: <https://www.revistas.usp.br/revistadc/article/view/46294>. Acesso em: 31 jul. 2023.

ITO, E. E. et al. O ensino de enfermagem e as diretrizes curriculares nacionais: utopia x realidade. **Revista da Escola de Enfermagem da USP**, v. 40, n. 4, p. 570-575, 2006. Disponível em: <https://www.scielo.br/j/reeusp/a/zjw65sjGmhnkLzvY57cqWWH/abstract/?lang=pt>. Acesso em: 31 jul. 2023.

KHATCHERIAN, G. P. et al. Assistência de enfermagem integral e humanizada ao paciente portador de ferida em membros inferiores. **Revista de Enfermagem Atual**. v. 85, n. 23, p. 114-118, abr.-jun. 2018. Disponível em: <http://revistaenfermagematual.com/arquivos/ED_85_REVISTA_23/16.pdf>. Acesso em: 31 jul. 2023.

KOCH, R. M. et al. **Técnicas básicas de enfermagem**. 22. ed. Curitiba: Século XXI Livros, 2004.

LEITE, C. et al. Educação permanente em saúde: reprodução ou contra-hegemonia? **Trabalho, Educação e Saúde**, Rio de Janeiro, v. 18, suplemento 1, e0025082, 2020. Disponível em: <https://www.scielo.br/j/tes/a/4BZcBgr5mXVpkqQygzM9hrG/>. Acesso em: 31 jul. 2023.

LESSMANN, J. C. et al. **Educação profissional em enfermagem**: necessidades, desafios e rumos. Florianópolis: UFSC, 2012.

LIMA, I. L. **Manual do técnico e auxiliar de enfermagem**. Goiânia: AB, 2000.

LIMA, M. M. de et al. Integralidade na formação do enfermeiro: possibilidades de aproximação com os pensamentos de Freire. **Saúde & Transformação Social**, Florianópolis, v. 4, n. 4, p. 3-8, out. 2013. Disponível em: <https://www.redalyc.org/articulo.oa?id=265330423003>. Acesso em: 31 jul. 2023.

LINO, M. M. et al. Educação permanente dos serviços públicos de saúde de Florianópolis, Santa Catarina. **Trabalho, Educação e Saúde**, v. 7, n. 1, p. 115-136, 2009. Disponível em: <https://www.redalyc.org/pdf/4067/406757012006.pdf>. Acesso em: 31 jul. 2023.

LOBOSCO, A. A. F. et al. O enfermeiro atuando na prevenção das úlceras. **Enfermagem Global**, v. 13, 2008.

LUDIN, S. M. Does Good Critical Thinking Equal Effective Decision-Making among Critical Care Nurses? A Cross-Sectional Survey. **Intensive & Critical Care Nursing**, v. 44, p. 1-10, 2018. Disponível em: <https://pubmed.ncbi.nlm.nih.gov/28663105/>. Acesso em: 31 jul. 2023.

LUIZ, F. L. et al. Papel do pensamento crítico na tomada de decisão pelo enfermeiro: revisão integrativa. **Revista Eletrônica Acervo Saúde**, v. suplementar, n. 38, e1763, jan. 2020. Disponível em: <https://acervomais.com.br/index.php/saude/article/view/1763>. Acesso em: 31 jul. 2023.

MACHADO, M. H. Gestão do trabalho em saúde. **Dicionário da Educação Profissional em Saúde**, 2009. Disponível em: <http://www.sites.epsjv.fiocruz.br/dicionario/verbetes/gestrasau.html>. Acesso em: 28 jul. 2023.

MALAGUTTI, W. **Curativos, estomias e dermatologia**: uma abordagem multiprofissional. 2. ed. São Paulo: Martinari, 2014.

MARIA, V. L. R. Sistematização da assistência de enfermagem. **Coren-MT**, 7 fev. 2020. Disponível em: <http://www.coren-mt.gov.br/sistematizacao-da-assistencia-de-enfermagem_12157.html>. Acesso em: 31 jul. 2023.

MARQUES, M. do C. et al. Desenvolvimento do pensamento crítico nos estudantes de enfermagem. **Revista Baiana de Enfermagem**, Salvador, v. 36, e428491, 2022. Disponível em: <https://periodicos.ufba.br/index.php/enfermagem/article/view/42849>. Acesso em: 31 jul. 2023.

MASCARENHAS, N. B.; MELO, C. M. M.; FAGUNDES, N. C. Produção de conhecimento sobre saúde e prática de enfermeira na Atenção Primária. **Revista Brasileira de Enfermagem**, v. 65, n. 6, p. 991-999, 2012. Disponível em: <https://www.scielo.br/j/reben/a/BnntfnhHNbqmyR9fKLJCwNx/?format=pdf&lang=pt>. Acesso em: 31 jul. 2023.

MAURICIO, A. B. et al. Efeito de guia para raciocínio clínico na acurácia diagnóstica de estudantes de enfermagem: ensaio clínico. **Revista Latino-Americana de Enfermagem**, v. 30, e3515, 2022. Disponível em: <https://www.scielo.br/j/rlae/a/WtHnTc4HLD9D9Zy8xZ5ZGHP/?lang=pt>. Acesso em: 31 jul. 2023.

MEDEIROS, A. C. et al. Integralidade e humanização na gestão do cuidado de enfermagem na unidade de terapia intensiva. **Revista da Escola de Enfermagem da USP**, São Paulo, v. 50, n. 5, p. 816-822, set./out. 2016. Disponível em: <https://www.scielo.br/j/reeusp/a/rNrN8QYGBq65CLXrnQvcSPD/?lang=pt>. Acesso em: 31 jul. 2023.

MOLL, M. F. et al. O enfermeiro na saúde da família e a promoção de saúde e prevenção de doenças. **Enfermagem em Foco**, v. 10, n. 3, p. 134-140, 2019. Disponível em: <https://pesquisa.bvsalud.org/portal/resource/pt/biblio-1050197>. Acesso em: 31 jul. 2023.

MORAIS G. F. D. C.; OLIVEIRA, S. H. D. S.; SOARES, M. J. G. O. Avaliação de feridas pelos enfermeiros de instituições hospitalares da rede pública. **Texto & Contexto Enfermagem**, v. 17, n. 1, p. 98-105, 2008. Disponível em: <https://www.scielo.br/j/tce/a/vpfJ5vXCGSqxQ5yv6pr8NDt/abstract/?lang=pt>. Acesso em: 31 jul. 2023.

MOREIRA, M. C.; SOUZA, S. R. **Procedimentos e protocolos.** Rio de Janeiro: Guanabara Koogan, 2005.

MORIN, E. **A cabeça bem feita**: repensar a reforma, reformar o pensamento. Tradução de Eloá Jacobina. 21. ed. Rio de Janeiro: Bertrand Brasil, 2014.

NETTINA, S. M. **Prática de enfermagem.** 11. ed. São Paulo: Guanabara Koogan, 2021.

OLIVEIRA, G. et al. O impacto da estomia: sentimentos e habilidades desenvolvidos frente à nova condição de vida. **Revista Estima**, São Paulo, v. 8, n. 1, 2010. Disponível em: <https://www.revistaestima.com.br/index.php/estima/article/view/55>. Acesso em: 31 jul. 2023.

OLIVEIRA, M.; CURADO, A. C. C. **Enfermagem, ciência e trabalho.** Londrina: Editora e Distribuidora Educacional, 2019.

PENHA, J. S. et al. Integralidade do cuidado em saúde sob a perspectiva filosófica de Emmanuel Lévinas. **Revista Enfermagem Atual In Derme**, v. 96, n. 38, e-021240, 2022. Disponível em: <https://revistaenfermagematual.com/index.php/revista/article/view/1306>. Acesso em: 31 jul. 2023.

PEREIRA, I. B.; LIMA, J. C. F. (Org.). **Dicionário de educação profissional em saúde.** Rio de Janeiro: EPSJV, 2008. Disponível em: <http://www.sites.epsjv.fiocruz.br/dicionario/Dicionario2.pdf>. Acesso em: 21 ago. 2023.

PERRENOUD, P.; THURLER, M. G. **As competências para ensinar no século XXI**: a formação dos professores e do desafio da avaliação. Porto Alegre: Artmed, 2002.

PESSINI, L. Humanização da dor e do sofrimento humanos na área da saúde. In: PESSINI, L.; BERTACHINI, L. **Humanização e cuidados paliativos.** São Paulo: Loyola, 2004. p. 51-72.

PETTERS, A. M. **Manual de cuidados com a pele.** Florianópolis: Centro Catarinense de Reabilitação, 2012. Disponível em: <https://www.saude.sc.gov.br/index.php/informacoes-gerais-documentos/unidades-de-saude/ccr-centro-catarinense-de-reabilitacao/folders-e-banners/8598-folder-cuidado-pele-2012/file>. Acesso em: 23 maio 2023.

POTTER, P. A.; PERRY, A. G. **Fundamentos de enfermagem.** São Paulo: Elsevier, 2018.

PRADO, M. L. do. et al. (Org.). **Fundamentos para o cuidado profissional de enfermagem.** 3. ed. Florianópolis: UFSC, 2013.

PRADO, M. L.; GELBCKE, F. L. **Fundamentos para o cuidado profissional de enfermagem**. Florianópolis: Cidade Futura, 2013.

PREFEITURA MUNICIPAL DE NATAL. **Manual de procedimentos operacionais padrão (POP)**: enfermagem na atenção primária à saúde. Natal: Prefeitura Municipal de Natal, 2022. Disponível em: <https://www.natal.rn.gov.br/storage/app/media/sms/SMS-ManualProcedimentoOpercionalEnfermagem2022.pdf>. Acesso em: 31 jul. 2023.

PREFEITURA MUNICIPAL DE RIBEIRÃO PRETO. **Diretrizes para enfermagem**. Ribeirão Preto: Prefeitura Municipal de Ribeirão Preto, 2020a. Disponível em: <https://www.ribeiraopreto.sp.gov.br/portal/pdf/saude895202209.pdf>. Acesso em: 31 jul. 2023.

PREFEITURA MUNICIPAL DE RIBEIRÃO PRETO. **Manual de procedimentos operacionais padrão**: POPs. Ribeirão Preto: Prefeitura Municipal de Ribeirão Preto, 2020b. Disponível em: <http://www.saude.ribeiraopreto.sp.gov.br/files/ssaude/pdf/m-pop.pdf>. Acesso em: 31 jul. 2023.

RIEGEL, F. et al. Desenvolvendo o pensamento crítico no ensino de Enfermagem: um desafio em tempos de pandemia de Covid-19. **Escola Anna Nery Revista de Enfermagem**, v. 25 (spe), e20200476, 2021. Disponível em: <https://www.scielo.br/j/ean/a/RXP6dgjwt96FYg8gjFq7TJg/?format=pdf&lang=pt>. Acesso em: 31 jul. 2023.

RIOS, T. A. **Compreender e ensinar**: por uma docência da melhor qualidade. 2. ed. São Paulo: Cortez, 2001.

ROCHA, K. S. et al. Conhecimento científico sobre processo de enfermagem à pessoa idosa que vive com demência e seu cuidador. **Revista de Enfermagem da UERJ**, v. 30, n. 1, e67987, jan.-dez. 2022. Disponível em: <https://www.researchgate.net/publication/364420152_Conhecimento_cientifico_sobre_processo_de_enfermagem_a_pessoa_idosa_que_vive_com_demencia_e_seu_cuidador_Scientific_knowledge_of_the_nursing_process_for_older_adults_living_with_dementia_and_their_car>. Acesso em: 31 jul. 2023.

SALOMÉ, G. M.; MARTINS, M. F. M. S.; ESPÓSITO, V. H. C. Sentimentos vivenciados pelos profissionais de enfermagem que atuam em unidade de emergência. **Revista Brasileira de Enfermagem**, Brasília, v. 62, n. 6, dez. 2009. Disponível em: <https://www.scielo.br/j/reben/a/fzgW39Q7TvqL7SsVvMyKNHr/abstract/?lang=pt>. Acesso em: 31 jul. 2023.

SALUM, N. C.; PRADO, M. L. A educação permanente no desenvolvimento de competências dos profissionais de enfermagem. **Texto & Contexto Enfermagem**, Florianópolis, v. 23, n. 2, p. 301-308, abr./jun. 2014. Disponível em: <https://www.scielo.br/j/tce/a/W56QJtTkjSqBMHbndK5vQCC/?format=pdf&lang=pt>. Acesso em: 31 jul. 2023.

SANTOS, I. M. F. et al. (Org.). **SAE**: sistematização da assistência de enfermagem – um guia para a prática. Salvador: Coren-BA, 2016. Disponível em: <http://ba.corens.portalcofen.gov.br/wp-content/uploads/2016/07/GUIA_PRATICO_148X210_COREN.pdf>. Acesso em: 27 jul. 2023.

SANTOS, S. V. M. dos. et al. Building Knowledge in Nursing: a Reflective Theoretical and Methodological Approach for Nurses Training. **Revista de Enfermagem UFPE**, v. 10, n. 1, p. 172-178, jan. 2015. Disponível em: <https://periodicos.ufpe.br/revistas/revistaenfermagem/article/download/10935/12231>. Acesso em: 27 jul. 2023.

SESAB. Portaria n. 1.709, de 15 de dezembro 2014. **Diário Oficial do Estado**, Bahia, 16 dez. 2014.

SHIRATORI, K. et al. Educação em saúde como estratégia para garantir a dignidade da pessoa humana. **Revista Brasileira de Enfermagem**, v. 57, n. 5, p. 617-619, 2004. Disponível em: <https://www.scielo.br/j/reben/a/d8tTH59vdJpJY7GgHhQmWNC/?lang=pt>. Acesso em: 31 jul. 2023.

SILVA, F. S. L. et al. Uso da oxigenoterapia em pacientes agudos: uma revisão sistemática. **Fisioterapia Brasil**, v. 20, n. 6, p. 809-818, 2019. Disponível em: <https://portalatlanticaeditora.com.br/index.php/fisioterapiabrasil/article/view/2790>. Acesso em: 31 jul. 2023.

SILVA, J. M. da. Assistência de enfermagem em distúrbios gastrointestinais no setor de urgência e emergência pediátrica. In: CONGRESSO NORDESTINO DE ENFERMAGEM EM CUIDADOS INTENSIVOS, 2., 2019. Disponível em: <https://www.doity.com.br/anais/coneci2019/trabalho/96418>. Acesso em: 23 maio 2023.

SILVA, J. et al. Caminhos históricos da formação do enfermeiro no campo da saúde mental no Brasil. **História da Enfermagem Revista Eletrônica**, v. 12, n. 2, p. 7-18, 2021. Disponível em: <https://here.abennacional.org.br/here/v12/n2/a1.pdf>. Acesso em: 31 jul. 2023.

SILVA, L. A. A. et al. Concepções educativas que permeiam os planos regionais de educação permanente em saúde. **Texto & Contexto Enfermagem**, v. 20, n. 2, p. 340-348, 2011. Disponível em: <https://www.scielo.br/j/tce/a/MfDBJnhXX7BL3Gdc3dRrhng/?lang=pt>. Acesso em: 31 jul. 2023.

SILVA SOBRINHO, R. A. et al. Percepção dos profissionais da educação e saúde sobre o programa saúde na escola. **Revista Pesquisa Qualitativa**, São Paulo, v. 5, n. 7, p. 93-108, 2017. Disponível em: <https://editora.sepq.org.br/rpq/article/view/77>. Acesso em: 31 jul. 2023.

SOBEST – Associação Brasileira de Estomaterapia. **Consenso NPUAP 2016**: classificação das lesões por pressão – adaptado culturalmente para o Brasil. 2016. Disponível em: <https://sobest.com.br/wp-content/uploads/2020/10/CONSENSO-NPUAP-2016_traducao-SOBEST-SOBENDE.pdf>. Acesso em: 27 jul. 2023.

SOCIEDADE BENEFICENTE ISRAELITA ALBERT EINSTEIN. **Integridade da pele**: avaliação, manutenção e manejo das complicações. 2012. Disponível em: <https://proqualis.fiocruz.br/sites/proqualis.fiocruz.br/files/000002199LK8hU3.pdf>. Acesso em: 31 jul. 2023.

SOUZA, F. B. de. **Oxigenoterapia**. Escola de Enfermagem da USP de Ribeirão Preto, 2017. Apresentação de *slides*. Disponível em: <https://www.docsity.com/pt/oxigenoterapia-universidade-de-sao-paulo-escola-de-enfermagem-de-ribeirao-preto/5249213/>. Acesso em: 31 jul. 2023.

STACCIARINI, T. S. G.; CUNHA, M. H. R. **Procedimentos operacionais padrão em enfermagem**. São Paulo: Atheneu, 2014.

VENTURA, C. A. A. et al. Aliança da enfermagem com o usuário na defesa do SUS. **Revista Brasileira de Enfermagem**, Brasília, v. 65, n. 6, p. 893-898, 2012. Disponível em: <https://www.scielo.br/j/reben/a/ZfDGS7CPNvMbrrYpkrTzPBS/>. Acesso em: 31 jul. 2023.

WATSON, G.; GLASER, E. M. **Watson-Glaser Critical Thinking Appraisal Manual**. 29. ed. Kent, USA: The Psychological Corporation, 1991.

ZAMBERLAN, C. et al. Ambiente, saúde e enfermagem no contexto ecossistêmico. **Revista Brasileira de Enfermagem**, Brasília, v. 66, n. 4, p. 603-606, jul./ago. 2013. Disponível em: <https://www.scielo.br/j/reben/a/VcxkSDtHYpxVc4XyhHWXm8K/>. Acesso em: 31 jul. 2023.

Respostas

Capítulo 1
Questões para revisão
1. d
2. a
3. Dispõe sobre a Sistematização da Assistência de Enfermagem (SAE) e a implementação do processo de enfermagem em ambientes, públicos ou privados, em que ocorre o cuidado profissional de enfermagem, além de outras providências.
4. b
5. Histórico; diagnóstico de enfermagem; planejamento; implementação; avaliação.

Capítulo 2
Questões para revisão
1. b
2. a
3. A promoção em saúde é a intervenção sobre as condições de vida da população baseada não somente na prestação dos serviços clínico-assistenciais, mas na preconização das ações intersetoriais que envolvem a educação, o saneamento básico, a habitação, a renda, o trabalho, a alimentação, o meio ambiente, o acesso a bens e serviços essenciais, o lazer, entre outros determinantes socioambientais que incidem na produção da saúde da população.

4. É imprescindível que o enfermeiro tenha uma visão holística do ser humano, considerando as questões subjetivas e aquelas que refletem crenças, valores e cultura.
5. a

Capítulo 3
Questões para revisão

1. c
2. d
3. De acordo com Potter e Perry (2018) e Silva et al. (2019), quatro fatores influenciam a adequação da circulação, da ventilação, da perfusão e do transporte dos gases respiratórios para os tecidos: fator fisiológico; fator de desenvolvimento; estilo de vida; fator ambiental.
4. a
5. Em situações nas quais o paciente se encontra em ventilação mecânica.

Capítulo 4
Questões para revisão

1. d
2. a
3. d
4. O cateterismo nasoenteral é a passagem de uma sonda pelas fossas nasais, geralmente até o jejuno, com a finalidade de alimentar e hidratar o paciente.
5. A técnica de ostomia consiste na abertura de um órgão oco por meio de ato cirúrgico, formando uma boca, que passa a ter contato com o meio externo ao abdômen para eliminação de secreções, dejetos, fezes e/ou urina.

Capítulo 5
Questões para revisão
1. d
2. c
3. b
4. Porque o aparelho urinário é composto de estruturas estéreis, como a bexiga.
5. O controle de diurese consiste em avaliar a função renal e as condições hemodinâmicas do paciente. O procedimento auxilia no diagnóstico de doenças específicas.

Capítulo 6
Questões para revisão
1. d
2. d
3. d
4. Lesões mecânicas: arranhões, cortes e perfurações; lesões físicas: causadas por calor, frio ou radiação; lesões químicas: provocadas por produtos químicos, como ácidos, iodo e cosméticos.
5. Manter o ambiente e a técnica ideais para a reparação tecidual, prevenir infecção local e assegurar a tranquilidade e o conforto do paciente.

Anexo

Resolução Cofen n. 358, de 15 de outubro de 2009

Dispõe sobre a Sistematização da Assistência de Enfermagem e a implementação do Processo de Enfermagem em ambientes, públicos ou privados, em que ocorre o cuidado profissional de Enfermagem, e dá outras providências. O Conselho Federal de Enfermagem (COFEN), no uso de suas atribuições legais que lhe são conferidas pela Lei n. 5.905, de 12 de julho de 1973, e pelo Regimento da Autarquia, aprovado pela Resolução COFEN n. 242, de 31 de agosto de 2000;

CONSIDERANDO o art. 5º, Inciso XIII, e o art. 196 da Constituição da República Federativa do Brasil, promulgada em 05 de outubro de 1988;

CONSIDERANDO a Lei n. 7.498, de 25 de junho de 1986, e o Decreto n. 94.406, de 08 de junho de 1987, que a regulamenta;

CONSIDERANDO os princípios fundamentais e as normas do Código de Ética dos Profissionais de Enfermagem, aprovado pela Resolução COFEN n. 311, de 08 de fevereiro de 2007;

CONSIDERANDO a evolução dos conceitos de Consulta de Enfermagem e de Sistematização da Assistência de Enfermagem;

CONSIDERANDO que a Sistematização da Assistência de Enfermagem organiza o trabalho profissional quanto ao método, pessoal e instrumentos, tornando possível a operacionalização do processo de Enfermagem;

CONSIDERANDO que o Processo de Enfermagem é um instrumento metodológico que orienta o cuidado profissional de Enfermagem e a documentação da prática profissional;

CONSIDERANDO que a operacionalização e documentação do Processo de Enfermagem evidencia a contribuição da Enfermagem na atenção à saúde da população, aumentando a visibilidade e o reconhecimento profissional;

CONSIDERANDO resultados de trabalho conjunto havido entre representantes do COFEN e da Subcomissão da Sistematização da Prática de Enfermagem e Diretoria da Associação Brasileira de Enfermagem, Gestão 2007-2010; e

CONSIDERANDO tudo o mais que consta nos autos do Processo n. 134/2009;

RESOLVE:

Art. 1º O Processo de Enfermagem deve ser realizado, de modo deliberado e sistemático, em todos os ambientes, públicos ou privados, em que ocorre o cuidado profissional de Enfermagem.

§ 1º os ambientes de que trata o caput deste artigo referem-se a instituições prestadoras de serviços de internação hospitalar, instituições prestadoras de serviços ambulatoriais de saúde, domicílios, escolas, associações comunitárias, fábricas, entre outros.

§ 2º quando realizado em instituições prestadoras de serviços ambulatoriais de saúde, domicílios, escolas, associações comunitárias, entre outros, o Processo de Enfermagem corresponde ao usualmente denominado nesses ambientes como Consulta de Enfermagem.

Art. 2º O Processo de Enfermagem organiza-se em cinco etapas inter-relacionadas, interdependentes e recorrentes:

I – Coleta de dados de Enfermagem (ou Histórico de Enfermagem) – processo deliberado, sistemático e contínuo, realizado com o auxílio de métodos e técnicas variadas, que tem por finalidade a obtenção de informações sobre a pessoa, família ou coletividade humana e sobre suas respostas em um dado momento do processo saúde e doença.

II – Diagnóstico de Enfermagem – processo de interpretação e agrupamento dos dados coletados na primeira etapa, que culmina com a tomada de decisão sobre os conceitos diagnósticos de enfermagem que representam, com mais exatidão, as respostas da pessoa, família ou coletividade humana em um dado momento do processo saúde e doença; e que constituem a base para a seleção das ações ou intervenções com as quais se objetiva alcançar os resultados esperados.

III – Planejamento de Enfermagem – determinação dos resultados que se espera alcançar; e das ações ou intervenções de enfermagem que serão realizadas face às respostas da pessoa, família ou coletividade humana em um dado momento do processo saúde e doença, identificadas na etapa de Diagnóstico de Enfermagem.

IV – Implementação – realização das ações ou intervenções determinadas na etapa de Planejamento de Enfermagem.

V – Avaliação de Enfermagem – processo deliberado, sistemático e contínuo de verificação de mudanças nas respostas da pessoa, família ou coletividade humana em um dado momento do processo saúde doença, para determinar se as ações ou intervenções de enfermagem alcançaram o resultado esperado; e de verificação da necessidade de mudanças ou adaptações nas etapas do Processo de Enfermagem.

Art. 3º O Processo de Enfermagem deve estar baseado num suporte teórico que oriente a coleta de dados, o estabelecimento de diagnósticos de enfermagem e o planejamento das ações ou intervenções de enfermagem; e que forneça a base para a avaliação dos resultados de enfermagem alcançados.

Art. 4º Ao enfermeiro, observadas as disposições da Lei n. 7.498, de 25 de junho de 1986 e do Decreto n. 94.406, de 08 de junho de 1987, que a regulamenta, incumbe a liderança na execução e avaliação do Processo de Enfermagem, de modo a alcançar os resultados de enfermagem esperados, cabendo-lhe, privativamente, o diagnóstico de enfermagem acerca das respostas da pessoa, família ou coletividade humana em um dado momento do processo saúde e doença, bem como a prescrição das ações ou intervenções de enfermagem a serem realizadas, face a essas respostas.

Art. 5º O Técnico de Enfermagem e o Auxiliar de Enfermagem, em conformidade com o disposto na Lei n. 7.498, de 25 de junho de 1986, e do Decreto 94.406, de 08 de junho de 1987, que a regulamenta, participam da execução do Processo de Enfermagem, naquilo que lhes couber, sob a supervisão e orientação do Enfermeiro.

Art. 6º A execução do Processo de Enfermagem deve ser registrada formalmente, envolvendo:

(a) um resumo dos dados coletados sobre a pessoa, família ou coletividade humana em um dado momento do processo saúde e doença;
(b) os diagnósticos de enfermagem acerca das respostas da pessoa, família ou coletividade humana em um dado momento do processo saúde e doença;

(c) as ações ou intervenções de enfermagem realizadas face aos diagnósticos de enfermagem identificados;
(d) os resultados alcançados como consequência das ações ou intervenções de enfermagem realizadas.

Art. 7º Compete ao Conselho Federal de Enfermagem e aos Conselhos Regionais de Enfermagem, no ato que lhes couber, promover as condições, entre as quais, firmar convênios ou estabelecer parcerias, para o cumprimento desta Resolução.

Art. 8º Esta Resolução entra em vigor na data de sua publicação, revogando-se as disposições contrárias, em especial, a Resolução COFEN nº 272/2002.

Fonte: COFEN – Conselho Federal de Enfermagem. **Resolução n. 358, de 15 de outubro de 2009.** Disponível em: <http://www.cofen.gov.br/resoluo-cofen-3582009_4384.html>. Acesso em: 22 maio 2023.